Hefte zur Zeitschrift „Der Unfallchirurg"

Herausgegeben von:
L. Schweiberer und H. Tscherne

279

Springer
Berlin
Heidelberg
New York
Barcelona
Hongkong
London
Mailand
Paris
Singapur
Tokio

Jochen Blum · Pol M. Rommens

Unaufgebohrte Humerusnagelung

Klinische und biomechanische Untersuchungen
eines neuen Titan-Marknagelsystems zur Behandlung
von Humerusschaftfrakturen

Mit 80 Abbildungen in 108 Einzeldarstellungen

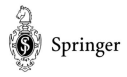 Springer

Reihenherausgeber
Professor Dr. Leonhard Schweiberer
Direktor der Chirurgischen Universitätsklinik München Innenstadt
Nußbaumstraße 20, D-80336 München

Professor Dr. Harald Tscherne
Medizinische Hochschule, Unfallchirurgische Klinik
Carl-Neuberg-Straße 1, D-30625 Hannover

Autoren
Priv.-Doz. Dr. Jochen Blum
Professor Dr. Pol M. Rommens
Klinik und Poliklinik für Unfallchirurgie, Johannes-Gutenberg-Universität
Langenbeckstr. 1, D-55131 Mainz

ISSN 0945-1382
ISBN 3-540-67095-5 Springer-Verlag Berlin Heidelberg New York

Die Deutsche Bibliothek – CIP-Einheitsaufnahme
[Der Unfallchirurg / Hefte] Hefte zur Zeitschrift „Der Unfallchirurg". – Berlin ; Heidelberg ; New
York ; Barcelona ; Hongkong ; London ; Mailand ; Paris ; Singapur ; Tokio ; Springer.
Früher Schriftenreihe
Reihe Hefte zu: Der Unfallchirurg – Bis 226 (1992) u.d.T.: Hefte zur Unfallheilkunde
ISSN 0945-1382
Blum, Jochen: Unaufgebohrte Humerusnagelungen : klinische und biomechanische Untersuchungen
eines neuen Titan-Marknagelsystems zur Behandlung von Humerusschaftfrakturen / Jochen Blum ;
P.M. Rommens – Berlin ; Heidelberg ; New York ; Barcelona ; Hongkong ; London ; Mailand ; Paris ;
Singapur ; Tokio : Springer, 2000
(Hefte zur Zeitschrift "Der Unfallchirurg" ; 279)
ISBN 3-540-67095-5

Springer-Verlag ist ein Unternehmen der Fachverlagsgruppe BertelsmannSpringer
© Springer-Verlag Berlin Heidelberg 2000
Printed in Germany

Umschlaggestaltung: Design & Production GmbH, 69121 Heidelberg
Satz: FotoSatz Pfeifer GmbH, 82166 Gräfelfing
Gedruckt auf säurefreiem Papier   SPIN: 10718485   24/3135 – 5 4 3 2 1 0

Vorwort

Nach Einführung der ungebohrten Nagelung für Femur und Tibia erschien es logisch und konsequent, dieses biologisch und pathophysiologisch vorteilhafte Prinzip auch auf den Humerusschaft anzuwenden. Das Nagelungsprinzip war bisher am Humerusschaft nicht unbekannt, fand aber nicht die weit verbreitete Zustimmung, wie sie inzwischen an Femur und Tibia festzustellen ist. Im Gegenteil – sowohl die Indikation zur Operation wie auch die Wahl des Operationsverfahrens werden bis heute lebhaft und kontrovers diskutiert.

Die Forderung nach biologischer Osteosynthese, insbesondere nach frakturfernen operativen Zugängen und weichteilschonenden Techniken, lässt die verschiedenen intramedullären Verfahren für den Humerusschaft an Attraktivität bedeutender werden. Andererseits ist die Kritik an deren Stabilität, insbesondere Rotationsstabilität, gerade im Vergleich zur Plattenosteosynthese nicht zu verharmlosen.

Die Entwicklung eines neuen Marknagelsystems für die Humerusschaftfraktur, des ungebohrten Humerusnagels (UHN), mit statischen Verriegelungsoptionen, verspricht diesem Kritikpunkt Rechnung zu tragen.

Diese Studie hat die Aufgabe, insbesondere für den Kliniker die Fragen zu beantworten, die sich hinsichtlich der Steifigkeit des Marknagelsystems im Knochen, also seiner Stabilisierungspotenz im Falle einer Humerusschaftfraktur ergeben.

Neben den biomechanischen Kernstudien werden erste Ergebnisse im Umgang mit diesem neuen Marknagelsystem und die Komplikationen bei den ersten Einsätzen des Nagels im operativen Alltag präsentiert. Eine kritische Diskussion soll insbesondere das Indikationsspektrum des Nagels unter dem Gesichtspunkt klinischer und biomechanischer Erfahrung und deren Beleuchtung im Kontext aktueller wissenschaftlicher Literatur herausarbeiten.

Dieses Manuskript entspricht grundlegend der Habilitationsschrift des Erstautoren, die 1998 der Medizinischen Fakultät der Johannes-Gutenberg-Universität Mainz vorgelegt wurde.

Idee, Planung und Durchführung von Untersuchungen, wie sie in dieser Arbeit dargestellt sind, konnten nur mit Hilfe anderer Kolleginnen und Kollegen realisiert werden.

Unser Dank gilt besonders Herrn Univ.-Prof. Dr. med. E. Schulte, da er unkompliziert und kooperativ die frische Entnahme der Humeri von Verstorbenen in seinem Institut möglich machte. Die radiologische Dokumentation der Leichenhumeri in der hiesigen Klinik und Poliklinik für Radiologie wurde durch Herrn Univ.-Prof. Dr. med. M. Thelen großzügig gestattet. Die Finanzierung des experimentellen Teiles wurde durch die Förderung seitens der Research Commission der Internationalen Arbeitsgemeinschaft für Osteosynthesefragen (AO) mit Sitz in Bern (Schweiz) ermöglicht.

Die beschriebenen biomechanischen Versuche und ein Teil ihrer Vorbereitung erfolgten am Forschungsinstitut der Arbeitsgemeinschaft für Osteosynthesefragen (AO) in Davos (Schweiz). Dies war nur durch die wohl wollende Bahnung und Unterstützung der dortigen Institutsleiter Univ.-Prof. Dr. S. Perren, später Univ.-Prof. Dr. T. Hayes und jetzt Univ.-Prof. Dr. E. Schneider möglich, denen wir dafür sehr dankbar sind. Für die dortige ausgezeichnete biomechanische Beratung und freundschaftliche Kooperation sind wir Herrn Univ.-Prof. Dr. ing. F. Baumgart zu größtem Dank verpflichtet. Dies gilt auch Herrn Dipl. Med. Ing. U. Schlegel, Herrn Medizintechniker D. Wahl und die beiden Doktoranden, Herrn H. Machemer und Herrn M. Högner, für die Mithilfe bei der Realisierung der Experimente.

Besonderer Dank gilt auch Herrn Univ.-Prof. Dr. med. J. Michaelis und seinem Mitarbeiter, Herrn Dipl.-Informatiker Rippin, für die Hilfestellung und Beratung in der statistischen Berechnung und Auswertung der in den Experimenten gewonnenen Daten. Für die kritische Durchsicht des Manuskriptes danken wir Herrn Prof. Dr. med. H. Gillmann, Herrn Dr. rer. nat. D. Blum wie auch Frau Dr. med. D. Gillmann-Blum.

Möge diese Schrift dazu beitragen, dass der Stellenwert der Verriegelungsnagelung auch am Humerusschaft eine ähnlich hohe Einstufung erlangen wird, wie es bei Tibia und Femur bereits der Fall ist!

J. Blum, P. M. Rommens
Mainz, Februar 2000

Inhaltsverzeichnis

1	**Einleitung**	1
1.1	Entwicklung der Marknagelung	1
1.2	Einsatz der Marknagelung am Humerusschaft	2
2	**Fragestellung und Ziel der Untersuchungen**	10
3	**Mechanische und biomechanische Grundlagen**	12
3.1	Mechanische Grundbegriffe	12
3.1.1	Kraft	12
3.1.2	Moment	12
3.1.3	Spannung, Dehnung	13
3.1.4	Elastizitätsmodul	14
3.1.5	Materialfestigkeit	15
3.1.6	Schubmodul	15
3.1.7	Flächenträgheitsmoment	16
3.2	Grundlagen der Biomechanik langer Röhrenknochen	16
3.2.1	Axialbelastung	16
3.2.2	Biegebelastung	18
3.2.3	Torsionsbelastung	21
4	**Mechanik und Biomechanik der Verriegelungsmarknagelung am Humerusschaft**	24
4.1	Mechanische Bewertung der Verriegelungsmarknagelung am Humerusschaft	25
4.2	Biomechanische Bewertung der Verriegelungsmarknagelung am Humerusschaft	27
5	**Klinische Studie**	29
5.1	Intra- und perioperative Bewertung von Implantat, Instrumentarium und Technik des unaufgebohrten Humerusnagels UHN	29
5.2.	Knochenheilung und funktionelle Ergebnisse	31
5.3	Klinische Gesamtbewertung	33

6   Biomechanischer Versuchsaufbau, Operationstechnik,
        Versuchsablauf 36
6.1   Implantate und Instrumentarien 36
6.1.1   Unaufgebohrtes Humerusnagelsystem UHN 37
6.1.1.1 Marknagel 39
6.1.1.2 Verriegelungsbolzen 40
6.1.1.3 UHN-Instrumentarium 41
6.1.1.4 Kompressionsgerät 42
6.1.2   Humerusverriegelungsnagelsystem nach Russell-Taylor 43
6.1.2.1 Marknagel 43
6.1.2.2 Verriegelungsschrauben 44
6.1.2.3 Russell-Taylor-Instrumentarium 44
6.2   Paarige Humeri 45
6.3   Technik der Nagelinsertion 48
6.4   Versuchsaufbau 55
6.4.1   Gemeinsamer Aufbau aller drei Versuchskategorien 55
6.4.1.1 Einbettung zur Messung 55
6.4.1.2 Messvorrichtung zur Prüfung von Druck-, Zug- und Biegefestigkeit 56
6.4.1.3 Messvorrichtung zur Prüfung von Torsionsfestigkeiten 60
6.4.2   Besonderheiten bei Versuchskategorie 1 – Nagelvergleich 62
6.4.3   Besonderheiten bei Versuchskategorie 2 – Kompressionsgerät 65
6.4.4   Besonderheiten bei Versuchskategorie 3 – Insertionsloch 66
6.5   Versuchsablauf 68
6.5.1   Vorversuche 68
6.5.2   Versuche 69
6.6   Statistische Verarbeitung der Messdaten 72

7   Ergebnisse 73
7.1   Biege- und Torsionseigenschaften des UHN im Vergleich
        zum Russell-Taylor-Nagel 73
7.1.1   a.-p.-Biegung 73
7.1.2   m.-l.-Biegung 74
7.1.3   Torsion 74
7.1.4   Torsion zum Bruch 76
7.2   Biege-, Kompressions- und Torsionseigenschaften des UHN mit
        interfragmentärer Kompression im Vergleich zum UHN ohne
        interfragmentäre Kompression 77
7.2.1   a.-p.-Biegung 77
7.2.2   m.-l.-Biegung 78
7.2.3   Druckbelastung 78
7.2.4   Torsion 79
7.2.5   Torsion zum Bruch 80
7.3   Biege-, Kompressions- und Torsionseigenschaften des intakten
        Humerus im Vergleich zum Humerus mit distaler Insertionsloch-
        bohrung zur retrograden Marknagelung 81
7.3.1   a.-p.-Biegung 81
7.3.2   m.-l.-Biegung 81

7.3.3 Kompression 82
7.3.4 Torsion 83
7.3.5 Torsion zum Bruch 83

8 **Zusammenfassung der Ergebnisse** 85

9 **Diskussion** 87
9.1 Implantatwahl und klinische Beobachtung bei der
Humerusschaftfraktur 87
9.2 Osteotomiemodell und Methodik der biomechanischen
Untersuchungen und Berechnungen 98
9.3 Biomechanische Unterschiede des UHN im Vergleich zum
Russell-Taylor-Nagel 103
9.4 Biomechanische Unterschiede des UHN mit und ohne
interfragmentäre Kompression 106
9.5 Biomechanische Unterschiede des Humerus mit und ohne distale
Insertionslochbohrung zur retrograden Marknagelung 107

10 **Schlussfolgerung** 109

Literatur 111

Sachverzeichnis 119

1 Einleitung

1.1
Entwicklung der Marknagelung

Kennt bereits das Ende des 19. Jahrhunderts die Verwendung von Platten und Schrauben zur Versorgung von Knochenbrüchen (Lambotte 1913), so wird die Vision einer endomedullären Schienung langer Röhrenknochen noch in den dreißiger Jahren dieses Jahrhunderts als undenkbar angesehen.

Gerhard Küntscher wagte nach einer Reihe experimenteller Marknagelungen Ende 1939 erstmalig die endomedulläre Schienung beim Menschen mittels eines Marknagels (Küntscher 1940; Lentz 1990; Nonnemann 1990; Weller 1993). In seinem Wirkungskreis als verantwortlicher Chirurg in der Versorgung Kriegsverletzter des zweiten Weltkrieges wurde dieses Verfahren durch ihn vermehrt eingesetzt. Die Methode bewirkte in Deutschland und Europa wie auch, durch zurückkehrende versorgte amerikanische Kriegsgefangene, in den USA zunächst Erstaunen, dann auch breite Ablehnung.

Trotzdem haben Verbesserungen und Verfeinerungen der Methode zu einer weiten Verbreitung und zunehmenden Akzeptanz der Marknagelung in der Behandlung der Frakturen, insbesondere von Femur und Tibia des Erwachsenen, geführt. Das Engagement der Chirurgen, die an die Weiterentwicklung des Küntscherschen Prinzips glaubten, wie auch die Relativierung des Stellenwertes der Plattenosteosynthese gegenüber der Marknagelung seitens der Arbeitsgemeinschaft für Osteosynthesefragen (AO) nach Jahren der generellen Bevorzugung der Platte in der Behandlung der Frakturen langer Röhrenknochen haben daran entscheidenden Anteil (Weller 1979, 1981, 1984).

Das ursprüngliche Funktionsprinzip der Marknagelung war die elastische Verklemmung des Nagels im Knochen. Um höhere Stabilität zu erzielen, beabsichtigte Küntscher einige Jahre später, Nägel mit größerem Durchmesser mittels querelastischer Verklemmung einzusetzen (Küntscher 1962). Dies erforderte die Aufbohrung der Markhöhle. Hierdurch konnte der Nagel über eine längere endomedulläre Strecke Knochenkontakt erreichen. Um ein solches Aufbohren in der chirurgischen Praxis praktikabel zu gestalten, wurden hierzu biegsame Markraumbohrer entwickelt. Konnten mit diesem technologischen Stand der Markraumschienung insbesondere Schaftfrakturen von Tibia und Femur im mittleren Schaftdrittel ausreichend stabilisiert werden, so bereiteten eine Reihe von Frakturtypen und -lokalisationen Heilungsprobleme.

Zur Verbesserung der Rotationsstabilität und Fragmentsicherung wie auch zum Vermeiden einer Nagelwanderung wurde das Prinzip der Nagelverriegelung durch senkrecht zum Nagel verlaufende, diesen am proximalen und distalen Ende im

Knochen fixierende Bolzen oder Schrauben entwickelt (Klemm 1972). Durch die verbesserte Fixation des Nagels im Knochen konnte der Nageldurchmesser verringert werden, was eine weniger aggressive Aufbohrtechnik des Markraumes ermöglichte.

Offene Schaftfrakturen waren zu diesem Zeitpunkt von der Marknagelung weitgehend ausgeschlossen. Man sah durch die mögliche Keimverschleppung bei der Aufbohrung eine Kontraindikation (Grosse 1987) und bevorzugte die Behandlung mittels Fixateur externe. Dessen geringer Patientenkomfort und häufige Pin-tract-Infektionen motivierten die Entwicklung unaufgebohrter Nagelsysteme, welche auch für offene Frakturen tauglich sein sollten. Die Verringerung der durch den Bohrvorgang bedingten Kortexnekrose versprach eine Senkung des Infektionsrisikos (Runkel 1994a, b, 1996). Ein weiterer Grund für die Entwicklung solcher ungebohrter Nagelsysteme war die bei der Aufbohrung der Markhöhle des Femur beobachtete höhere Komplikationsrate von Fettembolien durch massiv erhöhten intramedullären Druck und Übertritt von Fettmark in das venöse System (Heim 1994; 1995; Wenda 1988).

Die Tendenz der neunziger Jahre zur so genannten „Biologischen Osteosynthese", weg von ausgedehnter Dissektion und akribischer anatomischer Rekonstruktion von Frakturzonen auf Kosten der umgebenden Weichteile (Weller 1995), hat zusätzlich die Bevorzugung unaufgebohrter, verriegelter Nagelsysteme an Femur und Tibia favorisiert. Es war nahe liegend, diese Vorteile auch auf die Versorgung von Humerusschaftfrakturen ausweiten zu wollen.

1.2
Einsatz der Marknagelung am Humerusschaft

Im Falle der Humerusschaftfraktur wäre es zu oberflächlich, bei der Betrachtung klinischer und biomechanischer Hintergründe unkritische Analogien zu Femur und Tibia zu erstellen, um aus den dortigen Erfahrungen auch beim Humerusschaft die Verwendung intramedullärer Nagelsysteme als Standardverfahren anzusehen.

Anatomische Besonderheiten des Humerus, aber auch seine von Femur und Tibia unterschiedliche Beanspruchung durch Zug-, Druck-, Biege- und insbesondere Rotationskräfte erfordern eine spezifische Betrachtung dieses durch Muskelkraft und nicht durch Körpergewicht belasteten langen Röhrenknochens im Blickwinkel einer bevorstehenden Frakturversorgung. Hinzu tritt die generell kontrovers diskutierte Indikationsstellung zum operativen Verfahren.

Zweifellos können diese Frakturen in vielen Fällen durch konservative Verfahren stabil zur Ausheilung gebracht werden (Böhler 1964; Kayser 1986; Sarmiento 1981). Hier sind teilweise Heilungsraten bis über 90% beschrieben. Dies hängt mit der Ummantelung des Humerusschaftes mit gut durchbluteter Muskulatur zusammen, die die Frakturfragmente hervorragend mit perfundiert. Andererseits sind beim Humerus die ästhetischen und funktionellen Ansprüche im Vergleich zu Tibia und Femur geringer. Schulter- und Ellenbogengelenke vermögen aufgrund ihrer guten Mobilität Achsenfehlstellungen bis zu 20° auszugleichen; Verkürzungen wirken sich beim Humerus, der nicht primär das Körpergewicht zu tragen hat, wesentlich geringer aus. Allerdings sind daraus resultierende Forderungen nach einem generell konservativen Verfahren als überzogen einzustufen.

Unzufriedenheit gegenüber dem konservativen Vorgehen bei einer ganzen Reihe von Frakturtypen und in speziellen Frakursituationen des Humerusschaftes bildet die Grundlage, seit mehreren Jahrzehnten nach geeigneten operativen Verfahren zu fahnden, die in diesen Fällen eine stabile Versorgung, aber auch rasche Rehabilitation gewährleisten können. So findet sich bei Quer- und kurzen Schrägfrakturen eine höhere Rate verspäteter Heilungen oder gar Pseudarthrosen, da diese Frakturen nur geringe Fragmentkontaktzonen aufweisen und oft sehr instabil sind. Ein enger Kontakt der Hauptfragmente kann bei langen Spiralfrakturen durch interponierte Muskelanteile ebenfalls verhindert werden.

Ungünstig für eine konservative Behandlung erweisen sich inkooperative Patienten wie Drogen- und Alkoholabhängige, aber auch senile Patienten. Nicht unterschätzt werden darf die Problematik adipöser Patienten mit reduzierter Stabilisierungspotenz des Gipses oder anderer funktioneller Orthesen.

Eine *relative Indikation* zur operativen Versorgung stellen somit Quer-, kurze Schräg- und lange Spiralfrakturen dar. Dies gilt auch für bilaterale Frakturen, den frei flottierenden Ellenbogen und die Kombination einer Humerusfraktur mit Thoraxtrauma, in bestimmten Fällen auch die Kombination mit einer Läsion des N. radialis.

Für eine *absolute Indikation* sprechen hingegen offene und pathologische Frakturen, zusätzliche Gefäßverletzungen, polytraumatisierte Patienten und Pseudarthrosen (Bell 1985; Brug 1994; Brumback 1986; Brumback 1996; Forster 1985; Rommens 1989; Tscherne 1972; Van der Griend 1986). Die hierbei zur Verfügung stehenden Systeme – Platte und Schrauben, Fixateur externe und intramedulläre Kraftträger – besitzen alle ihre spezifischen Nachteile, so dass gerade für die operative Behandlung der Humerusschaftfraktur ein großer Bedarf an Entwicklungsarbeit gegeben war.

Die von der AO für die Versorgung dieser Frakturen propagierte Osteosynthese mit der breiten DC-Platte hat trotz ihrer eindeutigen hohen Stabilisierungspotenz und geringen mechanischen, infektiösen oder vaskulären Problemrate (Bell 1985; Heim 1993; Nast-Kolb 1989; Rommens 1989; Siebert 1996) nicht uneingeschränkte Akzeptanz finden können. Dafür ist die hohe Rate an Läsionen des N. radialis hauptverantwortlich. Dieser läuft auf langer Strecke in engem Kontakt mit dem Humerusschaft und kann insbesondere bei der dorsalen Plattenosteosynthese im Rahmen der Exploration und Mobilisierung leicht verletzt werden. In der prospektiven Multicenterstudie der deutschen AO lag die Rate iatrogener Verletzungen des N. radialis zwischen 3 und 29% (Nast-Kolb 1991), eine Studie von 71 Plattenosteosynthesen zeigt eine Rate von 12,3% (Rommens 1989), was unter den Gesichtspunkten der eben geführten Diskussion über die konservative Behandlung dieser Frakturen kaum akzeptabel ist. Ebenso problematisch ist bei der Plattenosteosynthese die Notwendigkeit zur ausgiebigen Dissektion bei langstreckigen Spiralfrakturen und Vielfragmentfrakturen.

Der Fixateur externe tritt bei der Humerusschaftfraktur in den Hintergrund und bleibt schwierigen Ausnahmefällen vorbehalten. Dies wäre beispielsweise die weit offene Schaftfraktur mit ernsthaftem Weichteilschaden, wie etwa bei Kriegsverletzungen (Mandrella 1997) und anderen Schussverletzungen. Die Beeinträchtigung der Beweglichkeit und des Komforts durch den Fixateur externe betrachten wir als zu schwerwiegend, um ihn in anderen Fällen ernsthaft in Erwägung zu ziehen.

Die größte klinische und biomechanische Vielfalt bietet die ebenfalls seit Jahrzehnten bekannte Gruppe der intramedullären Implantate für den Humerus, von denen hier nur die bekanntesten Vertreter angesprochen werden sollen. Kaum ein

Kliniker wird alle diese Verfahren aus der eigenen operativen Erfahrung kennen, und somit ist deren Diskussion meist intensiv von persönlichen Eindrücken geprägt.

Die unverriegelten Markraumschiener, wie sie von Hackethal, Rush und Ender inauguriert wurden, sichern die axiale Stellung der Schaftfraktur (Brug 1994; Hackethal 1961; Hall 1987; Kempf 1995; Kocher 1980; Mackay 1984). Ihre geringe Rotationsstabilität allerdings ist in biomechanischen Untersuchungen nachgewiesen (Henley 1991) und muss für Quer- und kurze Schrägfrakturen als nachteilig angesehen werden. Beschrieben ist die Protrusionstendenz dieser Nägel nach proximal oder distal mit Beeinträchtigung der Schulter- oder Ellenbogenbeweglichkeit.

Aus diesen Gründen wurde versucht, das erfolgreiche Konzept der Verriegelungsmarknägel auch auf den Humerus anzuwenden. Die direkte Implantation von Küntscher-Nägeln und deren vielfältige Weiterentwicklung für Tibia und Femur war immer Einzelfällen vorbehalten und kann kaum als eigenständiges Verfahren diskutiert werden (Marty 1994).

Der erste Verriegelungsnagel, der von Seidel eigens für die Humerusschaftfraktur entwickelt und auch in größeren Stückzahlen implantiert wurde, muss nach Aufbohren des Markraumes anterograd in den Humerusschaft eingebracht werden (Abb. 1). Der Zwang zum Aufbohren ist hier durch die Dicke und Rigidität des Nagels bedingt.

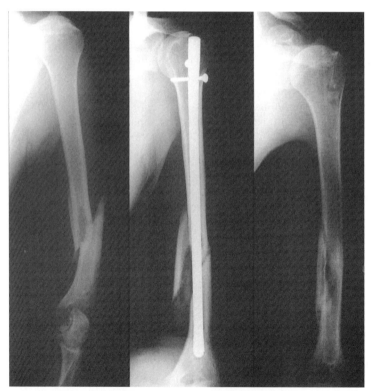

Abb. 1. Humerusschaftspiralfraktur. Präoperatives Bild *(links)*, postoperative Situation nach antegrader Insertion des Seidel-Nagels *(Mitte)*, Ausheilungsbild nach Nagelentfernung *(rechts)*

Während proximal konventionell mit Bolzen verriegelt wird, sichert distal ein Spreizmechanismus gegen Rotationsverschiebungen (Abb. 2 und 3). Ein retrograder Zugang ist für dieses Implantat nicht möglich.

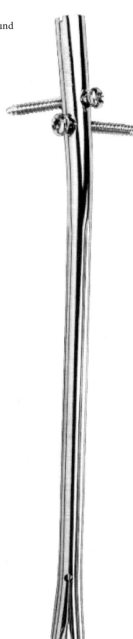

Abb. 2. Seidel-Nagel mit zwei proximalen Verriegelungsschrauben und distalem Spreizmechanismus

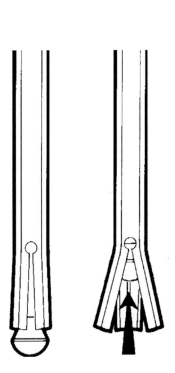

Abb. 3. Spreizmechanismus an der Spitze des Seidel-Nagels. Durch Eindrehen der Spreizschraube spreizt sich die dreifach geschlitzte Nagelspitze

Inzwischen liegt eine Reihe klinischer und biomechanischer Untersuchungen vor, und die Bewertungen reichen von großer Zustimmung zum Verfahren bis hin zu massiver Kritik (Evans 1993; Kelsch 1997; Riemer 1991, 1992, 1994, 1996, Robinson 1992; Ruf 1993; Seidel 1989; Varley 1995; Vécsei 1994). Als Verursacher geringer Rotationsstabilität wird der distale Sicherungsmechanismus mit der Spreizschraube angeschuldigt. Des Weiteren werden proximale Nagelwanderungen wie auch das Entstehen von Fissuren oder Frakturen an der Insertionsstelle beschrieben. Generell bleibt der antegrade Zugangsweg zu diskutieren. Die Beschädigung der Rotatorenmanschette wie auch der Knorpelschaden des lateralen Humeruskopfes können langfristig Funktion und Qualität des Schultergelenkes beeinträchtigen.

Ebenfalls primär für den antegraden Zugang konzipiert, konnte mit dem Russell-Taylor-Humerusnagel ein Verriegelungsnagel eingesetzt werden, welcher sowohl proximal wie distal mittels jeweils einer selbstschneidenden Schraube verriegelt wurde (Abb. 4). Unter dem Versuch der Erhöhung der Rotationsstabilität wollte man die Problematik eines Spreizmechanismus umgehen.

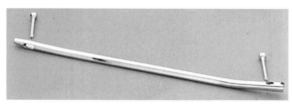

Abb. 4. Humerusverriegelungsnagel nach Russell-Taylor

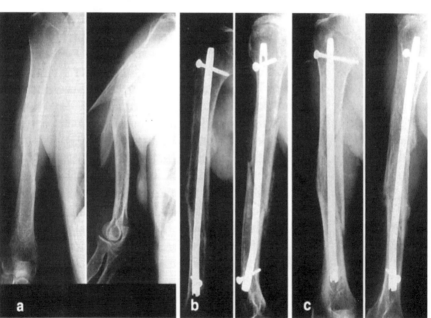

Abb. 5a–c. Humerusschaftspiralfraktur mit isoliertem Frakturfragment. Präoperative Bilder (**a**), postoperative Situation nach retrograder Insertion des Russell-Taylor-Nagels (**b**), Ausheilungsbild nach 4 Monaten (**c**)

Klinische Studien zeigten, dass dieses Nagelsystem sich auch prinzipiell für den retrograden Zugang zur Markhöhle des Humerus eignete (Blum 1997a; Ikpeme 1994; Rommens 1995a, b). Bei Verwendung des soliden 7-mm-Nagels entfällt das Aufbohren, bei dem kanülierten Standardnagel mit 8 mm wird es in manchen Fällen notwendig. Die klinischen Ergebnisse dieses Nagels wurden im Zusammenhang mit der Möglichkeit des gelenkschonenden retrograden Zugangs positiv bewertet (Abb. 5). Wünsche hinsichtlich einer Modifizierung des Designs wie auch der Konstruktion des Instrumentariums (s. auch 6.1.2.3) wurden hierbei geäußert (Rommens 1995a). Ähnlich positiv wird von der retrograden Implantation des Monachia-Nagels (Kessler 1996), des Marchetti-Nagels (Schratz 1998) und eines modifizierten Grosse-Kempf-Tibianagels (Ingman 1994) berichtet. Bei allen vier retrograden Nagelsystemen fehlen allerdings noch Publikationen mit größeren Implantationszahlen.

Als neustes für den retrograden Zugang konzipiertes Implantat in dieser Chronik steht der *unaufgebohrte Humerusnagel* (UHN). Zunächst kam ein Prototyp dieses Nagels zur Verwendung, der an seiner Basis und Spitze jeweils dreifach statisch zu verriegeln ist (Abb. 6–8). Die Möglichkeit der interfragmentären Kompression des mit einem einheitlichen Durchmesser von 7 mm gefertigten Nagels bestand nicht.

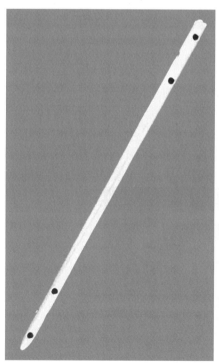

Abb. 6. Prototyp des UHN mit jeweils drei Verriegelungslöchern an Basis und Spitze

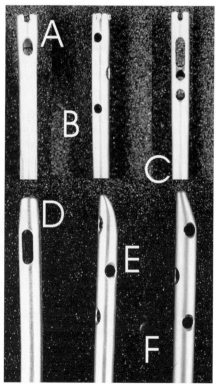

Abb. 7. Humerusverriegelungsnägel im Vergleich. Basis: *A* Russell-Taylor, *B* Prototyp, *C* UHN. Spitze: *D* Russell-Taylor, *E* Prototyp, *F* UHN

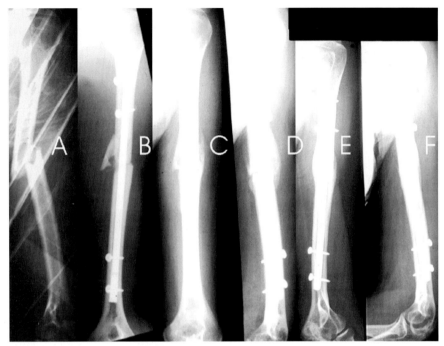

Abb. 8. Humerusschrägfraktur mit Keil (*A*), Versorgung mit dem UHN-Prototypen (*B*), Kontrolle nach 9 Wochen (*C, D*), Konsolidierung nach 15 Wochen (*E, F*)

Das definitive Modell des UHN bietet die dreifache Verriegelung an der Nagelspitze und die Möglichkeit der interfragmentären Kompression bei weiterentwickeltem Verriegelungsdesign an der Nagelbasis (Abb. 7 und 9). Die klinischen Erfahrungen und Ergebnisse (Abb. 10) und die biomechanische Untersuchung des UHN werden in dieser Abhandlung diskutiert.

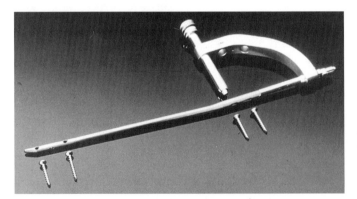

Abb. 9. Der unaufgebohrte Humerusnagel UHN mit je zwei Bolzen an der Basis und an der Spitze

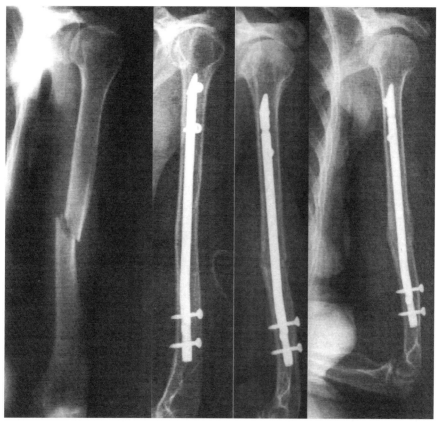

Abb. 10. Humerusschaftquerfraktur. Präoperatives Bild (*links*), postoperative Situation nach retrograder Nagelung mit UHN (beide *Mitte*), Ausheilungsbild nach 14 Wochen (*rechts*)

2 Fragestellung und Ziel der Untersuchungen

Bei der Verfahrenswahl zur Behandlung von Frakturen muss eine komplexe Rechnung aufgestellt werden, die Nachteile und Vorzüge solcher Verfahren gegenseitig sorgfältig abwägt. Es genügt nicht, alleine den Frakturtyp und den dazugehörigen Weichteilschaden zu betrachten. Hingegen sind insbesondere zusätzliche Verletzungen und Vorerkrankungen, aber auch die Gesamtumstände, das soziale Umfeld und die Persönlichkeitsstruktur des Verletzten miteinzubeziehen.

Ein operatives Verfahren, welches bei solchen Entscheidungsprozessen in Konkurrenz zum konservativen Behandlungsschema treten will, muss vor dem Hintergrund einer größeren Invasivität überzeugende Vorteile für den Behandlungsverlauf mit sich bringen.

Gerade bei der Humerusschaftfraktur wird hier ein sehr hoher Maßstab angelegt werden, da die Ergebnisse der konservativen Behandlung in ihrer Gesamtheit weit günstiger sind, verglichen mit jenen bei Femur- oder Tibiaschaftfrakturen.

Neben einer Reihe von situationsbedingten Indikationen für die operative Behandlung der Humerusschaftfraktur, wie beidseitige Humerusschaftfrakturen, polytraumatisierte, aber auch adipöse Patienten, inkooperative Patienten, insbesondere solche in hohem Alter, ergeben auch verschiedene Frakturtypen Schwierigkeiten in der Knochenheilung unter konservativen Bedingungen. Dies sind einerseits Frakturtypen mit nur geringer interfragmentärer Kontaktfläche unter damit verbundener verminderter Rotationsstabilität, andererseits aber auch langstreckige Spiralfrakturen, bei denen zwischen den langen Frakturfragmenten Muskelanteile inseriert sein können.

Die Überlegenheit der Verriegelungsnägel gegenüber nichtverriegelten intramedullären Implantaten insbesondere in der Rotationssicherheit der reinen Quer- und der kurzen Schrägfraktur der Typen 12-A2 und 12-A3 nach der AO-Klassifikation (Müller et al. 1987, 1992) kann vermutet werden. Ob die Gesamtkonstruktion eines im frakturierten Knochen mit den vorgesehenen Bolzen verriegelten, speziell für diese Problemfrakturen konzipierten Marknagels, des unaufgebohrten Humerusnagels UHN, diesen Erwartungen gerecht wird, ist bisher nicht untersucht.

Wenn auch mechanische Prüfungen des Nagels Unbedenklichkeit bezüglich seiner Verwendung bei Menschen bescheinigen, so liegen bisher weder klinische noch biomechanische wissenschaftliche Untersuchungen vor, die diesen wichtigen Fragen nachgehen.

Im Mittelpunkt unseres Interesse stand somit die Einschätzung der biomechanischen Qualität des UHN im Knochen bezogen auf Biegung und Torsion (Versuchskategorie 1).

Des Weiteren war uns wichtig zu wissen, ob ein speziell für diesen Nagel konzipiertes Kompressionsgerät vermag, diese Qualitäten durch interfragmentäre Kompression zu erhöhen (Versuchskategorie 2).

Der im klinischen Einsatz bei der Implantation des UHN bevorzugte gelenkschonende retrograde Zugang erfordert die Eröffnung der distalen dorsalen Kortikalis des Humerusschaftes. Eine diesbezügliche Fragestellung war, durch biomechanische Prüfung zu erkennen, inwieweit diese notwendige Schädigung des Knochenrohres zu einer bedeutsamen Reduzierung der Stabilität des Knochens hinsichtlich Kompressions-, Biege- und Torsionskräften führt und ob der Knochen bei bereits geringerer Kraft deutlich früher frakturiert (Versuchskategorie 3).

Flankierend sollte eine erste Multicenterstudie einerseits Aufschluss über das intraoperative Handling mit diesem neuen Implantat geben, andererseits durch Verfolgung einer repräsentativen Patientengruppe prospektiv den Heilungsverlauf, ggf. Komplikationen, aber auch das funktionelle Ergebnis dokumentieren und bewerten. Diese Studie hat im Kontext der gesamten Arbeit eine untergeordnete Stellung, sollte aber in Ergänzung der Labordaten den klinischen Bezug verdeutlichen.

Ziel war es, durch die Bewertung der Ergebnisse aller Studienteile einerseits Antworten auf die oben gestellten Fragen zu finden, andererseits aber auch Klarheit in der Frage nach einem sinnvollen klinischen Anwendungsspektrum des UHN zu schaffen.

3 Mechanische und biomechanische Grundlagen

3.1
Mechanische Grundbegriffe

Die Mechanik beschreibt verschiedene Größen, die Einfluss auf die Bewegung von Körpern ausüben können, wobei hier Körper nicht im anatomischen Sinne, sondern generell als strukturierte Materie zu verstehen sind. Bei der Belastung von Knochen als einem spezifischen Körper interessieren uns primär die Größen „Kraft" und „Moment". Sie determinieren im Wesentlichen innere und äußere Bewegung des Körpers.

3.1.1
Kraft

Der Kraftbegriff ist axiomatischer Natur. Aus der Erfahrung kennt man die Schwerkraft als Vergleichsgröße. Physikalische Größen, die sich in ihrer Wirkung mit der Schwerkraft vergleichen lassen, werden als Kräfte bezeichnet. Eine Kraft kann z. B. die Geschwindigkeit eines Körpers im Sinne einer Beschleunigung oder einer Verzögerung verändern (Burstein 1997).

Diese Beziehung drückt sich durch folgende Gleichung aus:

Kraft = Masse × Beschleunigung.

Die Maßeinheit der Kraft ist das Newton (N), angegeben als Produkt der Maßeinheiten für Masse in kg und Beschleunigung in m/s²: $1\,N = 1\,kg\,m/s^2$.

3.1.2
Moment

Das Moment ist eine aus dem Kraftbegriff herleitbare Größe. Eine Kraft übt auf einen in einem gewissen Abstand befindlichen materiellen Punkt eines Körpers neben der Kraftwirkung ein Moment aus. Eine anschauliche Realisierung eines Momentes ist ein Kräftepaar von zwei gleich großen, parallelen, aber entgegengesetzt gerichteten Kräften, die einen Abstand aufweisen. Dieses Kräftepaar besitzt keine resultierende Kraft, da sich die beiden Kräfte gegenseitig aufheben. Seine verbleibende Wirkung ist aber das Moment, das sich aus der Multiplikation des Betrages der einzelnen Kraft mit dem Abstand der beiden Kräfte, senkrecht zu deren parallelen Wirkungslinien gemessen, ergibt.

Ein Moment kann z. B. die Winkelgeschwindigkeit eines Körpers verändern. Dies kann ebenfalls einerseits bedeuten, dass diese Winkelgeschwindigkeit beschleunigt, andererseits aber auch verzögert wird:

Moment = Massenträgheitsmoment × Winkelbeschleunigung.

Das Trägheitsmoment eines Körpers bezüglich einer Drehachse ist die Summe über die Produkte der Massenelemente (gemessen in kg) mit den Quadraten ihres senkrechten Abstandes von der gewählten Drehachse. Die Maßeinheit des Momentes ist das Produkt der Maßeinheiten von Trägheitsmoment ($kg\, m^2$) und Winkelbeschleunigung (Radiant/s^2) in Newton-Meter (Nm): $1\, Nm = 1\, kg\, m^2/s^2$.

Sind Körper in Ruhe oder bewegen sie sich mit konstanter Geschwindigkeit, so können trotzdem Kraftwirkungen an Körpern beobachtet werden. Kraftsysteme aus mehreren Kräften mit unterschiedlichem Angriffspunkt, Größe und Richtung können z. B. weder eine resultierende Kraft noch ein resultierendes Moment besitzen. Sie befinden sich dann im so genannten Gleichgewicht. Ist der Körper, auf den sie einwirken nicht starr, sondern deformierbar, so beobachtet man sehr wohl Abstandsänderungen von Körperpunkten gegenüber dem Zustand ohne Einwirkung des Kräftesystems. Der Bereich der Mechanik, der sich mit diesen Wirkungen von Kräften und Momenten befasst, wird als Statik bezeichnet. Die dabei auftretenden konstanten Kräfte werden als statische Belastung bezeichnet. Sind die Kräfte zeitabhängig, spricht man von dynamischer Belastung.

Bei der mechanischen Prüfung von Steifigkeiten fester homogener Körper, wie beispielsweise Platten, Schrauben oder Nägel aus einer spezifischen Legierung, finden beide Größen direkte Anwendung. Kraft wird auf diese Körper aufgebracht, um Druck-, Zug- und Biegesteifigkeiten des Implantates zu messen. Drehmomente werden aufgebracht, um Torsionssteifigkeiten zu messen.

Bei entsprechender Anordnung im Experiment lassen sich im Unterschied zu den meisten real auftretenden Belastungen einzelne Kräfte und Drehmomente in reiner Form applizieren. Um Vergleiche zwischen homogenen Materialien gleicher Formgebung, aber auch zwischen Material- und Körperkombinationen, beispielsweise bezüglich deren Steifigkeiten, herstellen zu können, müssen die jeweiligen Kraft- und Drehmomentanteile quantifizierbar und in gleicher Weise bei den jeweiligen Testobjekten aufzubringen sein.

Aus diesem Grund werden die mechanischen Vorversuche beider Nagelsysteme getrennt nach Biege- und Torsionsprüfungen durchgeführt. Analog wird dann in den Testreihen der implantierten Nägel im Knochen verfahren.

3.1.3
Spannung, Dehnung

Hauptmotiv für die mechanische wie auch biomechanische Prüfung von Osteosyntheseimplantaten ist die Evaluierung der Belastbarkeit und Funktionstüchtigkeit dieser Implantate. Wie halten diese Materialien mechanischer Beanspruchung stand?

Im Gleichgewichtszustand ist die Oberfläche eines Körpers einer kombinierten Einwirkung von Kräften und Momenten ausgesetzt. Sind Kräfte gleichmäßig auf einen Bereich der Oberfläche des Körpers verteilt, so spricht man von Spannungen.

Unter Spannung versteht man die auf einen Körper wirkende Kraft, die auf eine Fläche des Körpers bezogen wird. Sie stellt den Quotienten aus dem Betrag einer auf eine Fläche wirkenden Kraft und der Größe dieser Fläche dar:

Spannung = Kraft/Fläche.

Die Einheit der Spannung ist Newton/Meter^2, wobei $1\,N/m^2 = 1\,Pa$ (Pascal) ist.

Spannung, die durch eine senkrecht zur Oberfläche wirkende Kraftkomponente verursacht wird, heißt Normalspannung. Wird sie hingegen durch eine parallel zur Oberfläche wirkende Kraftkomponente verursacht, so wird sie als Schubspannung bezeichnet.

Schubspannung tritt beispielsweise bei der Verdrehung, der Torsion von Röhrenknochen wie dem Humerus um die Längsachse im Knochengewebe, aber auch bei der Torsion von Marknägeln im Metall auf.

Spannungen treten sowohl an der Oberfläche des Körpers als auch im Inneren auf. Man kann sich einen beliebigen Schnitt durch den Körper vorstellen. Damit entstehen Teilkörper mit Schnittflächen, auf denen Spannungen wirken, und zwar an identischen Punkten der beiden Teilkörperoberflächen mit entgegengesetzter Richtung und gleicher Größe. So werden innere Spannungen quasi sichtbar und (vorübergehend) zu äußeren Spannungen, die der Berechnung zugänglich sind. Fügt man die beiden Körper in Gedanken wieder zusammen, so heben sich die entgegengesetzten Spannungen wieder auf. Dieses einfache, aber sehr wirkungsvolle Schnittprinzip geht auf den Mathematiker und Physiker Leonard Euler zurück.

Unter Belastung verformt sich ein Körper, gleichgültig, ob er aus einem homogenen Material oder aus mehreren Komponenten besteht. Diese Verformung steht mit der belastungsbedingten Spannungsintensität in Beziehung. Die Berechnung der Spannung selbst ist in vielen Fällen aufgrund von Form und Beschaffenheit der Körper nicht möglich, so dass die Dehnung als messbare Deformation herangezogen werden muss. Durch die Aufbringung einer Last ändert sich eine zuvor definierte Messlänge des Körpers, wobei man das Verhältnis von Verlängerung zur Messlänge als Dehnung, von Verkürzung zur Messlänge als Stauchung bezeichnet.

Dehnung = Längenänderung/Messlänge.

Mathematisch korrekt wäre es, den Bruch zu kürzen, wodurch bei der Dehnung eine unbenannte Maßzahl entstünde. Da hierbei ihre physikalische Herkunft verloren geht, ist es vorzuziehen, die Einheitenbezeichnung m/m bei der Maßzahl zu belassen.

3.1.4
Elastizitätsmodul

Das Material, aus dem ein Körper besteht, kann durch Gleichungen beschrieben werden, in denen u. a. Spannungen und Dehnungen des Materials vorkommen. Bei einem elastischen Material sind Spannung und Dehnung bei einem einachsigen Zugversuch proportional. Das Verhältnis von Spannung zur Dehnung eines Materials wird als Elastizitätsmodul E bezeichnet.

Hierbei wird ein Material als elastisch bezeichnet, wenn es nach der Entlastung zu keiner dauerhaften Veränderung der Strukturform kommt:

Elastizitätsmodul = Spannung/Dehnung.

Der Elastizitätsmodul eines Materials stellt eine Konstante dar. Er ist ein Maßstab für die Formsteifigkeit des Materials unter Einwirkung äußerer Lasten. Die Steifigkeit des Materials steigt mit der Höhe des Elastizitätsmoduls und setzt somit einer Deformation einen höheren Widerstand entgegen.

Da die Dehnung eine Zahl ist, wird die Einheit des Elastizitätsmoduls analog zur Spannung in Pascal (Pa) oder $1\,N/m^2$, aufgrund der Größenordnung meist in GPa angegeben.

Die Elastizitätsmodule der in den Versuchen dieser Abhandlung vorkommenden Materialien sind in Tabelle 1 aufgeführt.

Tabelle 1. Elastizitätsmodul und Zugfestigkeit der für die Versuche wesentlichen Materialien. (Nach Wright 1990)

Material	Elastizitätsmodul (GPa)	Zugfestigkeit (MPa)
Edelstahl	180	850
Titanlegierung	110	1250
Knochengewebe	18	120
PMMA	3	35

3.1.5
Materialfestigkeit

Zur Abschätzung der möglichen Höchstbelastung eines Materials ist die Kenntnis von dessen Festigkeiten notwendig. Das Versagen eines Materials wird ebenfalls aus dem Verhältnis Spannung/Dehnung erkennbar. An den erwähnten elastischen Bereich schließt sich zunächst der unelastische Bereich an. Dieser auch als plastisch bezeichnete Bereich beschreibt das Verhalten des Materials, wenn es nach Belastung und folgender Entlastung nicht mehr seine Ausgangskonfiguration annimmt, sondern permanent verformt bleibt.

Die Zugfestigkeit (Tabelle 1) beschreibt die Spannung am Bruchpunkt und stellt die allgemeine Festigkeitsgrenze dar. Dies wäre beispielsweise der Bolzenbruch, Nagelbruch oder die unter maximaler Torsion eingetretene Fraktur der im Experiment verwendeten Humeri. Ein Sonderfall sind Materialien, die bereits im elastischen Bereich versagen und somit keinen plastischen Bereich besitzen. Sie werden, wie beispielsweise das im Versuch verwendete PMMA (Polymethylmethacrylat), als spröde bezeichnet.

3.1.6
Schubmodul

Bei der Torsion spricht man analog zum Elastizitätsmodul E vom Schubmodul G (oder auch Gleitmodul). Der Schubmodul ist ein Vergleichsmaß für den Widerstand des Körpers gegen eine Verzerrung unter Schubspannungsbelastung.

Analog zur (Normal)spannung und (Normal)dehnung beim Elastizitätsmodul besteht der Schubmodul aus dem Quotient von Schubspannung und Gleitung:

Schubmodul = Schubspannung/Gleitung.

Die Gleitung (oder auch Schubverzerrung) ist eine Winkeländerung eines ursprüglich rechtwinkligen Materialteilchens in ein Parallelogramm.

Die Einheit des Schubmoduls wird analog zur Schubspannung in Pascal (Pa) oder $1\,N/m^2$, aufgrund der Größenordnung meist in GPa angegeben.

3.1.7
Flächenträgheitsmoment

Flächenträgheitsmomente oder Flächenmomente zweiter Ordnung sind geometrische Eigenschaften der Querschnittsfläche eines stabförmigen Körpers. Sie sind immer auf eine Achse bezogen, die in der Querschnittsfläche oder auf einem Punkt in der Querschnittsfläche liegt. Immer sind sie ein Maß für die geometrische Steifigkeit des Stabes, z. B. gegen Biegungs- oder Torsionsbelastung. Sie ermitteln sich als Summe über die Produkte der Flächenelemente mit den Quadraten ihrer Abstände von der Achse (Cochran 1982; Tencer 1993).

Das Flächenträgheitsmoment (I) eines Zylinders oder Hohlzylinders ist abhängig von der vierten Potenz seines Radius mit folgender Beziehung (Zimmerman 1994), wobei seine Einheit m^4 ist:

$$I = \frac{\pi \cdot R^4}{4} \qquad \text{für eine Vollkreisfläche}$$

$$I = \frac{\pi \cdot (R^4 - r^4)}{4} \qquad \text{für eine Ringkreisfläche}$$

r innerer Radius, *R* äußerer Radius.

3.2
Grundlagen der Biomechanik langer Röhrenknochen

Wenn auch der menschliche Humerus im Vergleich zu Tibia und Femur den einzelnen Belastungsarten proportional unterschiedlich unterworfen ist, so gelten für ihn grundsätzlich die gleichen Gesetze der Lasteinwirkung wie für alle anderen langen Röhrenknochen.

Hierbei können Kräfte und Momente in verschiedenen Richtungen auf den Knochen einwirken und Druck, Zug, Biegung, Scherung, Torsion oder eine Kombination dieser ausüben. Abbildung 11 veranschaulicht diese unterschiedlichen Belastungsformen.

3.2.1
Axialbelastung

Werden stabförmige Körper ausschließlich achsenparallel belastet, spricht man von Axialbelastung. Die dabei auftretenden Kräfte sind entweder Zug- oder Druckkräfte.

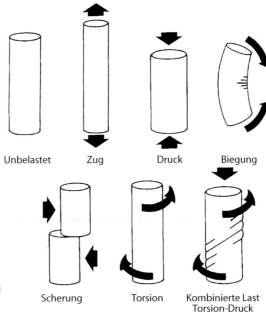

Abb. 11. Bei den langen Röhrenknochen relevante Belastungsmodi
(Nordin 1980)

Unbelastet   Zug   Druck   Biegung

Scherung   Torsion   Kombinierte Last
                         Torsion-Druck

Axiale Zugbelastung. Zugkraft führt bei Stäben zu einer Verlängerung und einer Ver-
kleinerung des Querschnitts. Die gleich großen und entgegengesetzt gerichteten Zugkräfte wirken von der Strukturoberfläche nach außen, so dass Zugspannung und
Dehnung innerhalb der Struktur entsteht. Diese Zugspannung wirkt in der Ebene
senkrecht zur aufgebrachten Last und ist parallel zur aufgebrachten Axialkraft.

Zugkräfte im Humerus entstehen beim hängenden Tragen von Gegenständen,
aber auch beim Hängen an einer Reckstange, einem Ast etc.

Frakturen des Humerus durch reine übermäßige Zugbelastung sind ungewöhn-
lich. Typische Beispiele für eine Fraktur durch Zugbelastung ohne äußeres Trauma
wäre eine Kalkaneusfraktur durch übermäßige Kontraktion des M. triceps surae oder
die Abrissfraktur der Strecksehne am Fingerendglied.

Axiale Druckbelastung (Abb. 12). Als Spiegelbild zur Zuglast liegt bei der Drucklast
oder Kompression ebenfalls die Situation gleicher, aber entgegengesetzt gerichteter
Kräfte vor, wobei diese hier von außen gegen die Endflächen des betroffenen Stabes
agieren. Somit kommt es zu Verkürzung und Verbreiterung des Stabes. Die Druckspannung, welche nun im Inneren des Stabes liegt, erreicht ebenfalls ihr Maximum in
der Ebene senkrecht zur aufgebrachten Last. Das Versagen des Knochengewebes
unter Drucklast besteht hauptsächlich in schrägen Einbrüchen der Osteonen. Ein
typisches Beispiel für eine vorwiegend durch übermäßige Druckbelastung entstan-
dene Frakturform ist die Kompressionsfraktur menschlicher Wirbel. Im Falle des
menschlichen Humerus tritt reine Druckbelastung beim senkrechten Anheben von
Gegenständen aus der Hocke bei durchgestrecktem Ellenbogen auf. Bei den meisten
anderen Alltagsbelastungen des Humerus spielt sie eine untergeordnete Rolle.

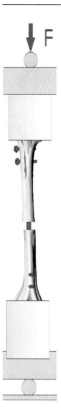

Abb. 12. Druckbelastung der Humeri im Experiment

Die axiale Steifigkeit wird vom Verhältnis der Belastung und der durch diese bewirkten Verformung bestimmt:

Axiale Steifigkeit = Belastung/Verformung.

$$\text{Steifigkeit}_{\text{axial}} = \frac{E \cdot A}{l} = \frac{F}{\Delta l}$$

E Elastizitätsmodul, A Querschnittsfläche, l Länge des Stabes, F die aufgebrachte Kraft in [N], Δl = Längendifferenz durch Verformung [m].

Ihre Einheit wird in Newton pro Meter (N/m) angegeben. Sie ist ein Maß für den Widerstand einer belasteten Struktur gegenüber einer Formänderung.

Die axiale Festigkeit hingegen gibt die maximale Last (N) an, welcher die Struktur ohne Materialversagen standhalten kann.

3.2.2
Biegebelastung

Werden stabförmige Körper nicht achsenparallel, sondern senkrecht zu ihrer Achse belastet, spricht man von Biegebelastung. Hierbei treten Zugspannungen an der infolge der Verformung konvexen und Druckspannungen an der konkaven Seite eines Stabes auf.

Die Biegesteifigkeit wird vom Verhältnis der Last und der Durchbiegung bestimmt:

Biegesteifigkeit = Biegelast/Durchbiegung.

Sie ist proportional zum Produkt aus Elastizitätsmodul und Flächenträgheitsmoment (E × I) mit folgender Beziehung:

$$\text{Steifigkeit}_{\text{Biegung}} = \frac{E \cdot I}{l} = \frac{M}{\alpha}$$

M Biegemoment [Nm], α Winkel zwischen den beiden Tangenten an die gebogene Achse des stabförmigen Körpers [°], $E \cdot I$ = Elastizitätsmodul · Flächenträgheitsmoment = querschnittsbezogene Biegesteifigkeit [Nm²/°], l Länge des eingespannten Knochens [m].

Die Biegesteifigkeit erhöht sich somit bei höherem Elastizitätsmodul und höherem Flächenträgheitsmoment.

In den vorliegenden Experimenten sind aufgrund der Materialkombination von Marknägeln, Bolzen und anisotroper Knochenstrukturen mit uneinheitlicher Geometrie sowohl der Elastizitätsmodul als auch das Flächenträgheitsmoment nur abzuschätzen und nicht exakt zu bestimmen. Hierzu können, falls erforderlich, computergestützte Programme der „Finite-Elemente-Methode" herangezogen werden.

Da es sich bei unserem experimentellen Ansatz um Paarvergleiche bei damit weitgehend identischer Knochenstruktur handelt, kann die Biegesteifigkeit auch als Verhältnis des Biegemomentes und des durch dieses bewirkten Verformungswinkels berechnet werden (Tencer 1993). Vereinfachte geometrische Strukturen können als annähernd repräsentativ für komplexe zusammengesetzte Systeme postuliert werden, wie sie hier durch das Zusammenspiel von Knochen, Bolzen und Nagel entstehen (Hayes 1980).

Die weitere Berechnung hängt von dem im Experiment angewandten Biegeprinzip ab. Der zu biegende Körper, in unserem Fall der fixierte Humerus, wird an seinen

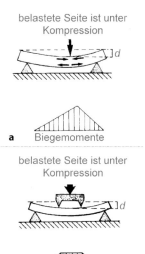

Abb. 13a,b. Unterschiedlicher Verlauf der Biegemomente bei der Drei-Punkte-Biegung (**a**) und der Vier-Punkte-Biegung (**b**)

Enden gestützt und „irgendwo" dazwischen belastet. Die konkave Seite steht dabei unter Kompression. Bei der Drei-Punkte-Biegung variiert das Biegemoment zwischen dem Belastungspunkt und den Stützen (Abb. 13a). Entlang der Knochen-Bolzen-Nagel-Einheit variieren die Spannungen in den Strukturteilen. Die Maximalspannung liegt am Punkt des größten Momentes vor, hier am Belastungspunkt (Cochran 1982).

Bei der Vier-Punkte-Biegung wird an zwei Punkten belastet (Baumgart 1991a, 1991b). Hier sind die Biegemomente und die Spannungen zwischen den Belastungspunkten gleichmäßig verteilt (Abb. 13b). Aufgrund dieser gleichmäßigen Verteilung wurde in unseren Versuchen die Vier-Punkte-Biegung eingesetzt. Der diesbezügliche Aufbau für die Materialprüfungsmaschine ist in unter 6.4.1.2 beschrieben.

Die Rohdaten der Messungen ermöglichen die Berechnung des Winkels α zwischen den Endtangenten im ausgelenkten Zustand (Abb. 14 und 15). Des Weiteren wird das Biegemoment M bestimmt:

$$\alpha = \arctan\left(\frac{S}{a}\right)$$

$$M_A = -M_B = \frac{F}{2} \cdot a$$

S Traversenweg [m], M_A, M_B Biegemoment [Nm] auf je einer Seite, a Abstand zwischen je einem inneren und äußeren Auflagepunkt [m], F applizierte Kraft [N].

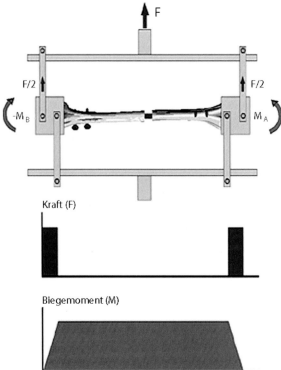

Abb. 14. Fixierung des Humerus in der Aufhängevorrichtung für die Vier-Punkte-Biegung (M_A, $-M_B$ Biegemomente, F applizierte Kraft)

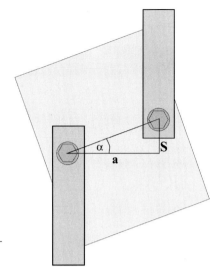

Abb. 15. Winkeländerung an der Einspannvorrichtung der Vier-Punkte-Biegung (S Traversenweg;
a = 0,05 m)

Dadurch kann die Biegesteifigkeit für die Vier-Punkte-Biegung nach folgender Formel berechnet werden:

$$\text{Steifigkeit}_{\text{Biegung}} = \frac{M}{\alpha} = \frac{\frac{F}{2} \cdot a}{\arctan\left(\frac{S}{a}\right)} = \frac{F \cdot 0.025}{\arctan\left(\frac{S}{0.05}\right)} \; [\text{Nm}/°]$$

M Biegemoment [Nm], wobei *F* die aufgebrachte Kraft in [N] ist; α Winkel zwischen den Endtangenten im ausgelenkten Zustand, wobei *S* die Traversenlänge
[m] ist; *a* repräsentiert den Abstand zwischen den inneren und äußeren Auflage-
punkten [m] der Vier-Punkt-Biegekonstruktion.
Die Biegefestigkeit beschreibt das größte Biegemoment (Nm), das eine Struktur aus-
halten kann, ohne dass die auftretende Spannung entweder zur permanenten Deformierung oder zum Bruch führt. Da wir die Biegung zerstörungsfrei testen wollten,
um die Humeri nach der Torsionsmessung zuletzt der Torsion zum Bruch zur Verfügung zu stellen, kann die Biegefestigkeit in diesen Testreihen nicht bestimmt werden.
Ein wesentlicher zusätzlicher Informationsgewinn wird von der Biegefestigkeit bei
unseren Fragestellungen nicht erwartet.

3.2.3
Torsionsbelastung

Die Torsion ist ein Zustand, der aus der Einwirkung eines Momentes, auch Torsionsmoment genannt, auf einen Stab resultiert. Sie beschreibt das Verwinden des Körpers
um seine eigene Längsachse, so dass Parallellinien auf seiner Oberfläche zu Spiralen
werden (Cochran 1982; Burstein 1997).

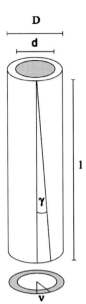

Abb. 16. Winkeländerung υ unter Torsion (*l* Knocheneinspannlänge)

Die Torsionssteifigkeit ist das Torsionsmoment, das erforderlich ist, um eine Torsion von einer Winkeleinheit zu bewirken. Die querschnittsbezogene Torsionssteifigkeit stellt das Produkt des Schubmoduls und des Flächenträgheitsmomentes dar.

Bei Bestimmung von Drehmoment und Auslenkungswinkel (Torsionswinkel) in der Torsionsprüfmaschine lässt sich die Torsionssteifigkeit wie folgt berechnen:

$$\text{Steifigkeit}_{\text{Torsion}} = \frac{G \cdot I}{l} = \frac{T}{\upsilon} \ [\text{Nm}/°]$$

$G \cdot I$ querschnittsbezogene Torsionssteifigkeit [Nm²/°], l Länge des eingespannten Knochens [m], T = Drehmoment [Nm], υ Torsionswinkel [°].
Die Formel verdeutlicht, dass die Torsionssteifigkeit sinkt und die Deformierung zunimmt, je länger die Einspannlänge des Körpers wird (Abb. 16). Die querschnittsbezogene Steifigkeit ist hier eine Kombination von Materialsteifigkeit (Elastizitätsmodul E bzw. Schubmodul G) und eines geometrischen Faktors (Flächenträgheitsmoment I).

Die Charakteristika von Axial-, Biege- und Torsionsbelastungen lassen sich in Form von Kurven darstellen. Bei Kompressionslastmessungen entstehen Last-Deformationskurven, bei Biegelastmessungen Biegemoment-Deformationskurven, bei Torsionslastmessungen Drehmoment-Torsionskurven.

Wird bis zum Materialversagen belastet, weist die Kurve anfänglich einen etwa geradlinigen, linearen Verlauf auf. Die Steigung in diesem geradlinigen Bereich entspricht der Torsionssteifigkeit der Struktur.

Die Berechnung der Steigung als Tangente der Kurve im linearen Bereich wird als Quotient von Last- bzw. Momentdifferenzen und Auslenkungs- bzw. Auslenkungswinkeldifferenzen ermittelt.

Bei der Torsion bedeutet dies:

$$\text{Torsionssteifigkeit}_{\text{im linearen Bereich}} = \frac{\Delta\,\text{Drehmoment}}{\Delta\,\text{Winkel}}\ [\text{Nm}/°]$$

In der Regel drücken sich initiale Setzungen des zu messenden Körpers oder der Körperkombination durch nichtlineare Kurvenbilder aus. Dieser Leerlauf muss als systembedingtes Rutschen der einzelnen Messobjektteile gewertet werden und kann nicht zur Steifigkeitsmessung herangezogen werden.

Für ΔDrehmoment und ΔAuslenkungswinkel werden deshalb bei der Kompression die Mittelwerte der Messungen bei 1000 N und 800 N, bei der Biegung von 450 N und 360 N eingesetzt. Dies entspricht der Differenz von 100–80% der maximal aufgebrachten Last. Bei der Torsion werden die Mittelwerte der Messungen bei den Drehmomenten 8 Nm und 6 Nm eingesetzt. Dies entspricht der Differenz von 100–75% des maximal aufgebrachten Drehmomentes bei Torsion.

Bei der Torsion können punktuelle Steifigkeitsberechnungen, wie in dieser Arbeit ermittelt und dargestellt, Aussagen über die Auslenkbarkeit der Materialkombination geben, bis das System in sich stabilisiert ist, um sich dann als Ganzes elastisch zu verhalten. Bei Berechnung des linearen Bereichs als „stabilisiertem Zustand" treten diese initialen Differenzen nicht mehr zu Tage, sondern nur mehr beispielsweise die Steigerung der Winkelauslenkung bei einem Drehmoment von 6 Nm auf 8 Nm. Hierdurch können geringe initiale Torsionswiderstände in klinisch relevanten Größenordnungen übersehen werden (Abb. 17). Deswegen werden in dieser Abhandlung auch die punktuellen Torsionssteifigkeiten bei 4 Nm, 6 Nm und 8 Nm berechnet.

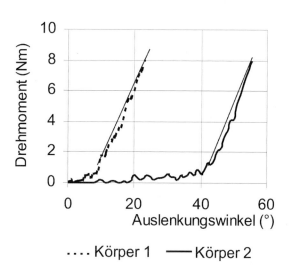

Abb. 17. Drehmoment-Torsionskurve zweier Körper unter nicht destruktiver Torsionsbelastung bis 8 Nm. Bei ähnlich steilen Tangenten im linearen Bereich zwischen 8 Nm und 6 Nm sehr unterschiedliche Auslenkungswinkel

4 Mechanik und Biomechanik der Verriegelungs- marknagelung am Humerusschaft

Die mechanische Bewertung eines Implantates oder Implantatsystems erfolgt losgelöst von dem biologischen Medium, in welches dieses Implantat eingesetzt werden soll. Hier können Materialeigenschaften analysiert und bewertet werden und Aussagen über Steifigkeit, Elastizität und Bruchverhalten des Implantates gewonnen werden.

Wenn auch solche mechanischen Prüfungen Voraussetzung für die Zulassung eines Implantates zur Anwendung am Menschen, am Patienten sind, so erlauben isolierte Versuche meist nur begrenzte Aussagen über das Verhalten des Implantates in einem praktischen Anwendungsfall:

- Wie wird es seiner vom Operateur gestellten Aufgabe gerecht?
- Wie kann es bestimmte Frakturtypen stabilisieren?
- Wie ist die Materialverträglichkeit?
- Welche Interaktionen treten zwischen dem Implantat und den damit in Kontakt stehenden biologischen Strukturen auf?
- Wie gestaltet sich die Bindung mit der Knochensubstanz?
- Wie verhält sich das Zusammenspiel Implantat–Knochen, wenn für das Implantatsystem weitere Komponenten wie beispielsweise Verriegelungsbolzen vorgesehen sind?

Diese für den Kliniker relevanten und für die zu erwartende Knochenheilung im Falle der Frakturversorgung entscheidenden Fragen können nur im Verbund mit den entsprechenden biologischen Materialien oder ihnen im Wesen ähnlichen Materialien beantwortet werden. Hier muss die mechanische Bewertung des Implantates durch eine biomechanische ergänzt werden.

In diesem Kapitel sollen die wichtigsten, vor Studienbeginn bereits publizierten Arbeiten zur mechanischen und biomechanischen Bewertung der Verriegelungsnägel am Humerusschaft betrachtet werden, um den Versuchsaufbau der eigenen Studie verständlicher zu machen. In der Diskussion werden diese Arbeiten wieder entsprechende Berücksichtigung finden.

4.1
Mechanische Bewertung der Verriegelungsmarknagelung am Humerusschaft

Bezüglich der reinen mechanischen Bewertung von Humerus-Verriegelungsnägeln liegen nur spärliche Informationen vor. Im Wesentlichen muss man sich auf die in der Entwicklung der jeweiligen Nägel dokumentierten Ergebnisse der Hersteller beziehen.

Die Torsionsprüfung des unaufgebohrten Humerusnagels (UHN) wurde für den 7,5-mm-UHN (205 mm und 280 mm Länge jeweils) und den 9,5-mm-UHN (205 mm und 280 mm Länge jeweils) von Bigolin 1995 durchgeführt und dokumentiert. Hierbei bestimmte er die Torsionssteifigkeit (Nm/°) und das maximale Torsionsmoment (Nm). In einer Torsionsprüfmaschine (Schaublin 102 mit Schrittmotor/Kraftaufnehmer Kistler) wurden jeweils 15 UHN in der auch uns für die Versuche vorliegenden Titanlegierung (Ti-6Al-7Nb) im elastischen Bereich auf Torsion belastet, um die Torsionssteifigkeit zu bestimmen. Die Torsion erfolgte bei einer konstanten Winkelgeschwindigkeit von 120°/min auf einen konstanten Winkel. Bei der Bestimmung des maximalen Torsionsmomentes und dem zugehörigen Winkel wurden die Nägel über den maximalen Torsionsmomentpunkt hinaus belastet. Hierzu erfolgte die Einspannung der Marknägel auf einer freien Länge, abhängig von der Nagellänge. In den speziellen Halterungen an den jeweiligen Enden wurde der Nagel gefasst und jeweils doppelt parallel verriegelt (Abb. 18).

Beim Vergleich der Ergebnisse zeigte sich, dass die maximale Torsionsbelastbarkeit der Marknägel verglichen mit den AO-Stahlrohrmarknägeln bedeutend höher liegt und hierbei der 9,5-mm-UHN eine etwas höhere Torsionssteifigkeit im Vergleich zum 7,5-mm-UHN besitzt (Abb. 19 und 20).

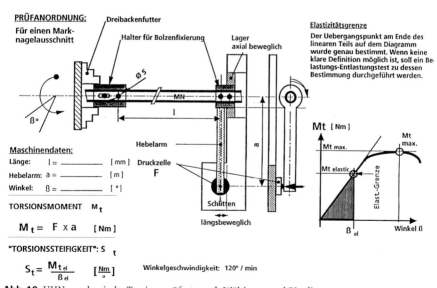

Abb. 18. UHN, mechanische Torsionsprüfung nach Wälti 1995 und Bigolin 1995

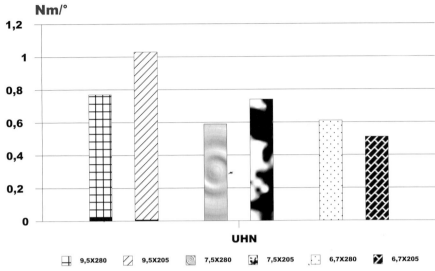

Abb. 19. UHN, Torsionssteifigkeit

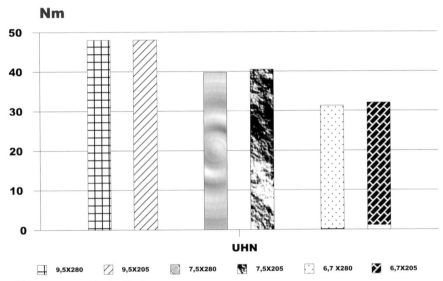

Abb. 20. UHN, maximales Torsionsmoment

Bei der Prüfung des 6,7-mm-UHN (Wälti 1995) zeigt sich bei der Nagellänge 280 mm eine etwas höhere Steifigkeit im Vergleich zum gleichlangen 7,5-mm-UHN (Abb. 19 und 20).

Laut Hersteller des Russell-Taylor-Nagels (Smith & Nephew Richards) stehen keine mechanischen Testprotokolle des Humerusnagels zur Verfügung. Dieser sei in Anlehnung an den zuvor mechanisch getesteten Russell-Taylor-Tibianagel hergestellt worden, und man habe sich an den Daten dieses Nagels orientiert.

In den Vorversuchen unserer Studie hatten wir einen 240 mm langen UHN (7,5 mm ø) und einen 240 mm langen RT (8 mm ø) mechanisch getestet, indem die Nagelenden mit den jeweiligen Bolzen in PMMA gebettet und in Biegung und Torsion gemessen wurden. Hierbei finden sich sowohl für die Biegesteifigkeit (a.-p.: UHN 3,28 ± 0,02 Nm/° , RT 4,98 ± 0,04 Nm/° ; m.-l.: UHN 3,24 ± 0,02 Nm/°, RT 5,02 ± 0,04 Nm/°, wie auch die Torsionssteifigkeit (UHN 1,09 ± 0,05 Nm/°, RT 1,34 ± 0,09 Nm/°) generell geringere Werte beim UHN im Vergleich zum RT.

4.2
Biomechanische Bewertung der Verriegelungsmarknagelung am Humerusschaft

Eine Reihe biomechanischer Untersuchungen intramedullärer Implantate für die Humerusschaftfraktur sind durchgeführt worden. Allerdings wurde nur in der Arbeit von Schopfer (1994) ein ausschließlicher Vergleich von Verriegelungsmarknägeln ausgeführt. Sämtliche weitere Studien beziehen in ihre Vergleiche auch nichtverriegelte Nägel und Platten ein.

Die Vergleiche intramedullärer Implantate gegenüber Plattenfixationen sind für die Diskussion unserer Studie wertvoll. Wenn auch diese Versuche methodologisch unter sich und auch im Vergleich zu unserer Studie nicht identisch sind, können sie als relative Referenz dienen.

Ein solider zylindrischer Stahlnagel mit 8 mm Durchmesser, der Intrafix-Nagel, wurde in Leichenhumeri mit Mitschaft-Osteotomie gegen den intakten Humerus der Gegenseite in Vier-Punkte-Biegung (a.-p. und m.-l.) und Torsion getestet (Waite 1991). Im Vergleich zum intakten Knochen zeigte sich, dass sowohl in a.-p.- wie auch m.-l.-Biegung eine signifikante Verringerung der Biegesteifigkeit (a.-p. 45%, m.-l. 39%) eintrat. Die Torsionssteifigkeit der osteotomierten Humeri betrug 1,30 ± 0,39 Nm/°.

Zehn Humeruspaare von menschlichen Leichen dienten für eine Testreihe in der Bewertung von Biege- und Torsionseigenschaften von 5 Implantaten (Henley 1991): Hakkethal-Nägel, Ender-Nägel, dynamische Kompressionsplatte, Russell-Taylor-Nagel und Seidel-Nagel. Bei sämtlichen Testreihen erwiesen sich die Verriegelungsnägel steifer im Vergleich zu den flexiblen Implantaten nach Hackethal und Ender. Im Vergleich zum intakten Knochen erwiesen sich die im osteotomierten Knochen verriegelten Nägel ähnlich steif in Biegung, aber steifer unter Torsion. Zwischen den beiden Nagelsystemen Russell-Taylor und Seidel konnte keine nennenswerte Differenz ermittelt werden.

Frankenberg untersuchte 1993 biomechanisch den Russell-Taylor-Nagel, den Seidel-Nagel und den Uniflex-Humerusnagel aus Titan (Ti-6Al-4V), welcher proximal und distal mittels jeweils zweier Kreuzschrauben gesichert ist. Der Uniflex-Nagel wurde als signifikant torsionssteifer gemessen, verglichen mit dem Russell-Taylor-Nagel (125%) und dem Seidel-Nagel (575%). Interessant ist der erhebliche Unterschied zwischen Russell-Taylor- und Seidel-Nagel, welcher in anderen Studien niemals so deutlich wurde. Für das schlechte Abschneiden des Russell-Taylor-Nagels wurde vor allem der geringe Halt der Bolzen in den breiten Verriegelungsschlitzen wie auch die Möglichkeit, jeweils nur einzeln proximal und distal verriegeln zu können, verantwortlich gemacht.

Den biomechanischen Vergleich des Russell-Taylor-Nagels mit dem Seidel-Nagel ergänzt eine weitere Studie (Dalton 1993) mit der Untersuchung des True-Flex-Humerusnagels aus Titan (Ti-6Al-4V), der nicht verriegelt wird, aber eine Abschluss-schraube besitzt, die eine Wanderung des Nagels in der Markhöhle verhindern soll. Das Studiendesign ähnelt den oben genannten Arbeiten. Auch hier zeigten sich der Russell-Taylor- und der Seidel-Nagel sehr ähnlich in ihrer Biege- und Torsionssteifig-keit, aber beide waren dem True-Flex-Nagel in diesen Parametern deutlich überlegen. Eine Erklärung sieht man vor allem im Nagelquerschnitt und der fehlenden Verriege-lung.

Eine weitere biomechanische Studie (Zimmerman 1994) vergleicht den Seidel-Nagel mit dem Orthofix-Humerusstahlnagel. Dieser besitzt proximal und distal der Osteotomie relativ nahe zur Schaftmitte jeweils zwei quere parallele Verriegelungs-schrauben. Zusätzlich wurden in dieser Studie noch Ender-Nägel und breite dynami-sche Kompressionsplatten getestet. Beide Verriegelungsnägel erwiesen sich in Bie-gung und Torsion den flexiblen Nägeln deutlich überlegen. Die Platte besaß deutlich höhere Biegesteifigkeit im Vergleich zu beiden Verriegelungsnägeln.

Ein isolierter biomechanischer Vergleich (Schopfer 1994) der maximalen Drehmo-mente des Russell-Taylor- und des Seidel-Nagels ergab beim RT $10,4 \pm 3,6$ Nm und beim Seidel-Nagel $1,5 \pm 0,6$ Nm ($p < 0,0005$).

Ein retrograd einzubringender Krallennagel nach Krettek wurde mit dem Seidel-Nagel und der Low-contact-Kompressionsplatte verglichen (Brand 1996). Hier zeigt sich, dass bei der Biegesteifigkeit, welche im Vergleich zum zuvor intakt gemessenen Knochen angegeben wird, die Platte (104,2%) dem Seidel-Nagel (40,6%) und dem Krallennagel (18%) überlegen ist.

Bei der Torsionssteifigkeit finden sich hier ähnliche Proportionen: Platte $2,47 \pm 1,35$ Nm/°, Seidel-Nagel $0,50 \pm 0,32$ Nm/° und Krallennagel $0,08 \pm 0,03$ Nm/°.

Lewis (1997) stellt bei einer Analyse ebengenannter biomechanischer Studien zur Verriegelungsnagelung am Humerus fest, dass diese in Anzahl und Qualität noch zu gering sind, um allgemein gültige Schlüsse daraus ziehen zu können. Testbedingun-gen und Berechnungswege sind teilweise sehr unterschiedlich, was den Vergleich zwischen den einzelnen Implantaten sehr erschwert und somit auch eine tabellari-sche Gegenüberstellung nicht sinnvoll macht.

5 Klinische Studie

Zwei klinische Studien begleiten die biomechanische Bewertung des UHN. Einerseits sollte bei dem neuen Einsatz des unaufgebohrten Humerusnagels eine intra- und perioperative Bewertung des Operationsvorganges vorgenommen werden, die sich insbesondere mit den Problemen des Zugangsweges, der Operationstechnik wie auch des Handlings von Implantat und Instrumentarium beschäftigt.

Andererseits sollte eine repräsentative Gruppe von Patienten, deren Humerusschaftfraktur mit einem UHN versorgt wurde, bis zur knöchernen Ausheilung der Frakturen verfolgt und klinisch wie auch radiologisch dokumentiert und bewertet werden.

Um in relativ kurzer Zeit möglichst breite Erfahrungen zu sammeln, wurden mehrere Kliniken und Operateure zur Zusammenarbeit bewogen.

5.1
Intra- und perioperative Bewertung von Implantat, Instrumentarium und Technik des unaufgebohrten Humerusnagels UHN

Zur intra- und perioperativen Bewertung des UHN, seines Instrumentariums und der operativen Technik konnten die Daten von 190 retrograden unaufgebohrten Humerusschaftnagelungen dokumentiert und ausgewertet werden (Blum 1998).

Diese Operationen wurden zwischen dem 1. April 1995 und dem 31. Dezember 1996 an 30 Referenzkliniken in 27 Städten Deutschlands, Belgiens, Österreichs und der Niederlande durchgeführt. Hierbei konnten 87 Operateure zur Mitarbeit gewonnen werden, wobei pro Operateur zwischen 1 und 14 Eingriffe durchgeführt wurden.

Die Indikationsstellung für die Nagelung wurde nicht vorgeschrieben, sondern dem an der Studie beteiligten Chirurgen überlassen. Die Fraktur musste zumindest 2 cm distal des Collum chirurgicum und 5 cm proximal der Fossa olecrani sein (Abb. 21). Da die epidemiologischen Daten der Patienten im Zusammenhang mit dem weiteren Heilungsverlauf von Interesse sind, werden diese Daten lediglich unter 5.2 im Rahmen der zweiten klinischen Studie dargestellt. Hier interessiert uns primär das Handling des UHN. Bei 14 Patienten (7,4%) wurde offen genagelt. In der Mehrzahl der Fälle (n=9) waren dies Patienten mit einer unfallbedingten Lähmung des N. radialis. 33 Frakturen wurden am Aufnahmetag, 101 während der ersten Woche und 35 später operativ versorgt, 21 Patienten hatten eine Pseudarthrose. Die übliche OP-Zeit bewegte sich zwischen 60 und 90 Minuten (Tabelle 2).

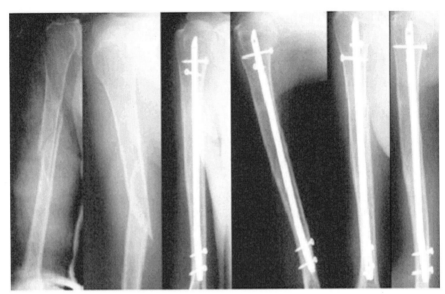

Abb. 21. 43-jähriger Patient mit Spiralfraktur des Humerusschaftes, Röntgenaufnahmen. *Von links nach rechts* (jeweils in 2 Ebenen): präoperativ, 2 Wochen postoperativ und 6 Monate postoperativ nach Implantation eines UHN. Dessen 9,5-mm-Durchmesser wurde aufgrund des sehr großen Markhöhlendurchmessers gewählt

Tabelle 2. Schnitt-Naht-Zeit der Operation (n=190)

Dauer	%	Kumulativ (%)
Weniger als 30 min	2,1	2,1
Weniger als 45 min	7,9	10,0
Weniger als 60 min	30,5	40,5
Weniger als 90 min	41,1	81,6
Mehr als 90 min	18,4	100,0

In 4 Fällen mussten zusätzliche Implantate zur verbesserten Frakturstabilität eingebracht werden: in einem Fall wurden bei der Primäroperation zusätzliche Schrauben, einmal Cerclagedraht und einmal zusätzliche Platten und Schrauben verwendet. In einem weiteren Fall mussten zusätzliche Zugschrauben in der ersten Woche nach Nagelung ergänzt werden.

In 187 Fällen wurde die Frakturfragmentadaptation als regelrecht eingestuft. In 2 Fällen bestand ein Fragmentabstand von etwa 5 mm. In einem weiteren Fall betrug die Achsenabweichung 10 Grad. In 183 Fällen (96,3%) beurteilte der Chirurg die Bruchstabilität ausreichend genug, um direkt postoperativ mit der Schulter- und Ellenbogenmobilisation zu beginnen.

Folgende Schwierigkeiten und Komplikationen wurden seitens der Operateure während der Nagelung bemerkt: erschwerte Verriegelung in Freihandtechnik an der proximalen Nagelspitze in 10 Fällen, Fissurenbildung oder Aussprengungen an der Nageleintrittsstelle in 8, schwierige Nagelinsertion in 5, zusätzliche Handaufbohrung

Tabelle 3. Intra- und frühe postoperative Probleme bei 190 UHN-Implantationen

Problem	Anzahl
Schwierige Verriegelung an der proximalen Nagelspitze	10
Fissur oder Randbruch an der Insertionsstelle	8
Schwierige Nagelinsertion	5
Zusätzliches Aufbohren	4
Insuffiziente Stabilität der Verriegelungsbolzen	2
Diskrepanz in der Messung der Nagellänge	1
Zusätzliche Schaftfraktur	1
Sekundäre N.-radialis-Parese	8

in 4 Fällen, insuffiziente Bolzenstabilität in 2 Fällen, Unstimmigkeit in der Nagellängenmessung und zusätzliche Schaftfraktur in je einem Fall. Bei 8 Patienten (4,2%) wurden sekundäre Paresen des N. radialis festgestellt (Tabelle 3).

5.2
Knochenheilung und funktionelle Ergebnisse

Zur prospektiven Verfolgung einer repräsentativen Gruppe von 75 Patienten nach retrograder UHN-Implantation und des gesamten Verlaufs bis zur Knochenheilung konnten 39 verschiedene Operateure von 15 der oben angesprochenen Referenzkliniken in 12 Städten Deutschlands, Belgiens, Österreichs und der Niederlande motiviert werden. Pro Operateur waren zwischen 1 und 14 Eingriffe durchgeführt worden. Der Operationszeitpunkt lag in dem unter 5.1 genannten Rahmen, die Nachuntersuchungen waren bis zum 15.09.1997 abgeschlossen. In diesen Kliniken waren in der gesamten Gruppe der 102 mittels retrograder UHN-Implantation versorgten Patienten 7 weitere Patienten mit pathologischen Frakturen ihrem Grundleiden zwischenzeitlich erlegen, bei weiteren 20 Patienten war die Dokumentation inkomplett und somit nicht auswertbar. 58 der 75 komplett dokumentierten Fälle waren frische Frakturen, 9 Pseudarthrosen, 6 pathologische Frakturen und 2 Refrakturen.

Das Alter der 40 Männer und 35 Frauen war im Median 56,1 Jahre, wobei der jüngste Patient 17, der älteste 86 Jahre alt war.

20 Frakturen lagen im proximalen Drittel, 49 im mittleren und 6 im distalen Schaftdrittel.

Der linke Humerus war in 41 Fällen betroffen (54,7%). Die Verteilung der nichtpathologischen Frakturen zeigt Tabelle 4; Tabelle 5 gibt Aufschluss über die Beteiligung der Weichteile.

Tabelle 4. AO-Frakturklassifikation der prospektiv verfolgten Gruppe (n=69), Klasse 12, Humerusschaftfrakturen ohne pathologische Frakturen

Typ A (n=40)		Typ B (n=23)		TypC (n=6)	
A_1	13	B_1	10	C_1	4
A_2	9	B_2	9	C_2	1
A_3	18	B_3	4	C_3	1

Tabelle 5. Weichteilschaden bei 58 frischen Frakturen. (Nach Tscherne 1982; Gustilo 1984)

Typ	Klassifikation	Anzahl
Geschlossen	0–I	50
Geschlossen	II–III	4
Offen	I	2
Offen	II	1
Offen	III	1

Mit Ausnahme der pathologischen Frakturen fand sich bei 34,2% ein hoch energetisches Trauma, wie Verkehrsunfälle oder Sturz aus großer Höhe. Hingegen war in 65,8% der Fälle ein niedrig energetisches Trauma ursächlich, wie häusliche Stürze, Sturz als Fußgänger oder Zusammenprall mit niedriger Geschwindigkeit.

Vier Patienten (5,3%) hatten eine primäre N.-radialis-Parese. Iatrogene Paresen des N. radialis bestanden in drei Fällen (4,0%), diese erholten sich aber ohne weitere Eingriffe. Knochen- oder Wundinfekte waren nicht zu verzeichnen.

39 Frakturen heilten innerhalb von drei Monaten nach Nagelung aus, weitere 28 Frakturen innerhalb der ersten 6 Monate. Drei Frakturen benötigten 7 bzw. 8 Monate und 5 mehr als 8 Monate (Tabelle 6).

Bei den 5 Patienten (6,7%) mit Knochenheilungsproblemen wurde in einem Fall eine Spongiosatransplantation und eine neue distale Verriegelung durchgeführt. In drei Fällen wurde das Kompressionsgerät benutzt, wobei in einem Fall ein neuer Nagel und in einem Fall zusätzliche Spongiosatransplantation notwendig wurden. Das Kompressionsgerät war erst ab April 1996 verfügbar und konnte bei diesen Fällen nicht primär zum Einsatz kommen. Im fünften Fall wurde eine Plattenosteosynthese ausgeführt (Tabelle 7).

Tabelle 6. Ausheilungszeit bei 75 Frakturen

Heilungszeitraum	Anzahl	Kumulative Anzahl
Innerhalb von 2 Monaten	20	20
Innerhalb von 3 Monaten	19	39
Innerhalb von 4 Monaten	14	53
Innerhalb von 5 Monaten	9	62
Innerhalb von 6 Monaten	5	67
Innerhalb von 8 Monaten	3	70
Innerhalb von 9 Monaten	1	71
Innerhalb von 10 Monaten	1	72
Nach 10 Monaten	3	75

Tabelle 7. Zweiteingriffe bei 75 Patienten mit UHN; n=5 (6,7%)

Art des Zweiteingriffs	Anzahl
Einsatz des Kompressionsgerätes, darunter einmal mit neuer UHN-Implantation und einmal mit Spongiosatransplantation	3
Spongiosatransplantation und neue distale Verriegelung	1
Plattenosteosynthese	1

Nach Frakturheilung klagten drei von 75 Patienten (4,0%) über Schulterschmerzen, zwei Patienten (2,7%) berichteten von bedeutsamen Schmerzen der Ellenbogenregion.

Zur Beurteilung der Schulter- und Ellenbogenfunktion wurde nach Knochenheilung das Bewegungsausmaß von Schulterabduktion/-adduktion, Schulterextension/-flexion, Schulterexorotation/-endorotation, Ellenbogenextension/-flexion und Ellenbogenpronation/-supination sowohl des frakturierten wie auch des gesunden Armes aufgezeichnet. Die Schulter- und Ellenbogenfunktion wurde, wenn weniger als 10° Verlust des Bewegungsausmaßes in jeder Richtung bestanden, als exzellent, bei Verlust des Bewegungsausmaßes zwischen 10° und 30° als befriedigend und bei Verlust des Bewegungsausmaßes von mehr als 30° als schlecht eingestuft.

Von 75 Patienten hatten 67 (89,4%) eine exzellente, 7 eine befriedigende und einer eine schlechte Schulterfunktion, wobei 66 (88,0%) eine exzellente, 7 eine befriedigende und 2 eine schlechte Ellenbogenfunktion aufwiesen (Tabelle 8).

Der Chirurg bewertete den Verlauf abschließend in 90,7%, die Patienten in 94,7% der Fälle als exzellent oder gut (Tabelle 9).

Tabelle 8. Schulter- und Ellenbogenfunktion nach Ausheilung von 75 Humerusschaftfrakturen

Bewertung	Schulter		Ellenbogen	
	n	[%]	n	[%]
Sehr gut	67	(89,4)	66	(88,0)
Befriedigend	7	(9,3)	7	(9,3)
Schlecht	1	(1,3)	2	(2,7)

Tabelle 9. Subjektive Bewertung der retrograden UHN-Implantation (n=75)

Bewertung	Chirurg (Anzahl)	Patient (Anzahl)
Sehr gut	41	38
Gut	27	33
Befriedigend	6	3
Schlecht	1	1

5.3
Klinische Gesamtbewertung

Die Ergebnisse und Erfahrungen dieser beiden klinischen Studien gehen in die Gesamtdiskussion (Kap. 9) ausführlich ein.

Die oben präsentierten klinischen Ergebnisse sowohl des intraoperativen Handlings wie auch der Frakturheilungsverläufe und der Funktionsqualität des betroffenen Armes sprechen dafür, dass sich die Entwicklungsdetails des UHN auch in der klinischen Anwendung positiv auswirken. Dies bedeutet nicht, dass hierbei keine Probleme aufgetreten seien. Allerdings sollte auch bedacht werden, dass die hier analysierten 190 retrograden Nagelungen an insgesamt 30 Referenzkliniken durch 87 verschiedene Operateure durchgeführt wurden. Wie bei jedem neuen Verfahren ist zu erwarten, dass auch hier eine Reihe der aufgetretenen Probleme nach dem Einpendeln der „Learning curve" nicht mehr vorkommen werden.

Im Vordergrund der Komplikationen stehen Probleme bei der Verriegelung in Freihandtechnik an der proximalen Nagelspitze (n = 10, entspricht 5,3%) und Fissuren oder Ausbrüche an der dorsalen Kortikalis der Insertionsstelle (n = 8, entspricht 4,2%). Sekundäre Schäden des N. radialis (n = 8, ebenfalls 4,2%) rangieren allerdings unter der durchschnittlichen Rate bei der Plattenosteosynthese (Nast-Kolb 1991; Rommens 1989).

Eine Reihe derartiger Nervenläsionen entsteht bereits durch brüske Lagerungsmanöver im Operationssaal, und man sollte gerade bei der Bauchlagerung die Oberarmgipsschiene erst abnehmen, wenn die Auslagerung des Armes auf das Armbrett gesichert ist.

Adipöse oder muskulöse Patienten können die Platzierung der proximalen Bolzen in Freihandtechnik erschweren. Eine Sicherung des Bolzens mit einem langen Faden bis zum sicheren Sitz im Bohrloch kann hier hilfreich sein.

Um Fissuren oder Aussprengungen an der Eröffnungsstelle zur Markhöhle zu vermeiden, ist sowohl die Schaffung eines ausreichend großen, aber auch distal-dorsal konsequent abgeschrägten Insertionsloches notwendig. Sollte der Isthmus bei der Insertion zu viel Reibungswiderstand präsentieren, empfiehlt sich die Verwendung der Handbohrer für den Markraum.

Von größter Bedeutung ist das manuelle Eintreiben des Nagels unter axialen Drehbewegungen. Eine Reihe hier dokumentierter Fissuren entstanden durch den Einsatz eines Hammers, der bei der Insertion des UHN unter keinen Umständen verwendet werden darf.

Den weiteren klinischen Verlauf der hier dokumentierten 75 Patienten betreffend, hatten wir von 5 Fällen (6,7%) mit Knochenheilungstörungen berichtet. Lediglich in einem Fall entschied sich der Operateur zum völligen Verfahrenswechsel und führte nach Nagelentfernung die Plattenosteosynthese durch. In 3 dieser 5 Fälle wurde im

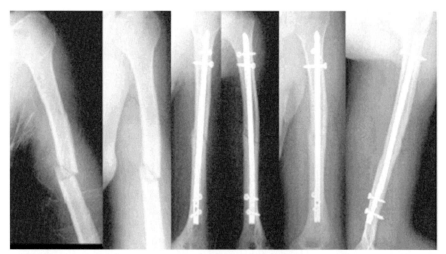

Abb. 22. 21-jähriger Patient mit kurzer Schrägfraktur des Humerusschaftes, Röntgenaufnahmen. *Von links nach rechts* (jeweils in 2 Ebenen): präoperativ, 4 Wochen postoperativ und 4 Monate postoperativ nach Implantation eines 7,5-mm-UHN mit interfragmentärer Kompression

Zweiteingriff das Kompressionsgerät, teilweise mit Anlagerung spongiösen Knochens, eingesetzt.

Hierzu sei bemerkt, dass dieses Gerät während 3/5 der Studienzeit noch nicht verfügbar war. Wir erwarten, dass beim gezielten Einsatz dieses Gerätes gerade bei den Quer- und kurzen Schrägfrakturen die Rate der Knochenheilungsstörung nach Verriegelungsnagelung geringer wird (Abb. 22). Denn sowohl ausreichende Fragmentadaptation wie auch eine hohe Rotationsstabilität sind notwendige Voraussetzungen, die Entwicklung von Pseudarthrosen zu minimieren.

Wenn wir uns durch die Ergebnisse bestätigt sehen, dass der UHN bei allen Fraktursituationen am Humerusschaft sinnvoll zum Einsatz kommen kann, so spricht nichts dagegen, in bestimmten Fraktursituationen, wie beispielsweise bei ausgedehnten langen Spiralfrakturen, zusätzlich Implantate wie etwa Zugschrauben oder Cerclagedraht zu verwenden.

Aufgrund der kritischen Stimmen zum antegraden Zugang mit entsprechender Beeinträchtigung des Schultergelenkes interessieren besonders die funktionellen Ausheilungsergebnisse des Ellenbogengelenkes. Die dokumentierten guten funktionellen Ergebnisse bestätigen die Bevorzugung des retrograden extraartikulären Zugangs.

In der Behandlung pathologischer Frakturen war das eigentliche Ziel der Stabilisierung die Schmerzfreiheit (Redmond 1996; Seeger 1995; Varley 1995), aber auch die Wiederherstellung der Armfunktion, was in allen Fällen erreicht werden konnte.

Eine Sonderrolle nehmen die Pseudarthrosen ein. Der therapeutische Einsatz eines Verriegelungsnagels ist hier umstritten (Browner 1996). Wir sehen allerdings auch bei der Humerusschaftpseudarthrose durchaus eine Indikation für den UHN. Allerdings muss von Fall zu Fall sehr kritisch abgewogen werden, ob nicht neben der interfragmentären Kompression auch aufgebohrt werden und/oder die Knochentransplantation erfolgen sollte.

Die Ergebnisse dieser Studien werden in Kap. 9 diskutiert. Sie vermitteln, dass der unaufgebohrte Humerusnagel (UHN) seiner Aufgabe gerecht wird, bei schonendem Zugangsweg und biologischer Behandlung der Frakturzone eine ausreichende Frakturstabilisierung zu gewährleisten. Die guten Ergebnisse der Schulter- und Ellenbogengelenkbeweglichkeit, teilweise schon in der ersten postoperativen Woche, bestätigen dies. Auf dieser Grundlage sollte der retrograde Zugang für die operative Behandlung von Humerusschaftfrakturen als Standardverfahren Verwendung finden.

Der antegrade Zugang hingegen sollte für Patienten vorbehalten bleiben, bei denen Vorschäden im gleichen Schultergelenk vorliegen, welche bereits zu einer Einschränkung der Beweglichkeit geführt haben. Des Weiteren bietet er sich für sehr proximal gelegene Frakturen an, wo die schräge Verriegelungsposition der Nagelbasis festeren Bolzensitz verspricht. Patienten in deutlich reduziertem Allgemeinzustand, bei denen die Bauchlagerung zur retrograden Nagelung zu belastend wirkt, wie auch Patienten, bei denen im Zusammenhang mit einer palliativen Stabilisierung von pathologischen Humerusschaftfrakturen und geringer Lebenserwartung der Eingriff so kurz und wenig belastend wie möglich gestaltet werden sollte, profitieren von der antegraden Nagelung in Rückenlage.

6 Biomechanischer Versuchsaufbau, Operations-technik, Versuchsablauf

Drei unterschiedliche Versuchskategorien untersuchen verschiedene Fragen zum Verhalten des UHN im Humerus:

- Versuchskategorie 1 prüft den UHN zusammen mit seinen Verriegelungsbolzen in frischen Leichenhumeri im Vergleich zum RT-Nagel hinsichtlich deren biomechanischer Qualität unter Einfluss von Biege- und Torsionskräften.
- Versuchskategorie 2 untersucht den Effekt einer zusätzlich angebrachten interfragmentären Kompression auf die Stabilisierungspotenz des UHN am Leichenknochen und vergleicht dies mit der UHN-Implantation ohne interfragmentäre Kompression unter Einfluss von Druck-, Biege- und Torsionskräften.
- Versuchskategorie 3 bezieht sich auf den Einfluss des zur UHN-Implantation notwendigen Insertionsloches am distalen dorsalen Humerus. Hier wird anhand von intakten Leichenhumeri und solchen mit ausgefrästem Insertionsloch der Einfluss von Druck-, Biege- und Torsionskräften verglichen.

6.1
Implantate und Instrumentarien

Im Zentrum unseres Interesses stand die biomechanische Leistungfähigkeit des unaufgebohrten Humerusnagels UHN[1], Humerusschaftfrakturen zu stabilisieren. Hierbei sollte vor allem die Standardsituation betrachtet werden, wenn dieser Nagel retrograd eingebracht und mittels zwei Bolzen distal und zwei Bolzen proximal verriegelt wird.

Wenn aus klinischer Sicht vor dem Hintergrund torsionsinstabiler Quer- und kurzer Schrägfrakturen vor allem die Torsionsstabilität relevant erscheint, interessieren auch die Stabilitätsqualitäten unter Biegung und Druck. Allerdings besitzen einzelne Messungen von Steifigkeiten eines einzigen Implantatsystems ohne Vergleiche mit anderen Implantaten nur geringe klinische Relevanz. Die Ergebnisse solcher Messungen stehen frei im Raum und sind, wie man beim Vergleich solcher Steifigkeitswerte verschiedener Studien untereinander sieht, aufgrund nichtstandardisierter Mess- und Berechnungsmethoden kaum einzuordnen. Der Kliniker erwartet von solchen biomechanischen Versuchen der Implantatleistungsfähigkeit Hinweise auf die Über- oder Unterlegenheit eines Implantates im Vergleich zu bereits bekannten Implanta-

---

1 Hersteller: Synthes, Mathys AG, Bettlach, Schweiz

ten in der Stabilisierung von Frakturen, um ggf. sein Repertoire osteosynthetischer Methoden zu erweitern oder zu modifizieren.

Aus diesem Grund sollte auch der UHN im Paarvergleich gegen einen anderen Humerusmarknagel verglichen werden. Bei solchen biomechanischen Paarvergleichen wird im Allgemeinen gefordert, das neue Implantat gegen den „goldenen Behandlungsstandard" einer bestimmten Knochenbruchform zu vergleichen.

Allerdings besteht gerade in der Behandlung der Humerusschaftfrakturen eine kontrovers diskutierte Indikationshaltung gegenüber sehr unterschiedlichen konservativen und operativen Verfahren. Darüber hinaus sollten bei einem solchen Vergleichsimplantat auch ausreichend biomechanische Untersuchungen vorliegen, die jenes selbst mit anderen intra- und extramedullären Implantaten zur Stabilisierung von Humerusschaftfrakturen verglichen haben.

Wir haben uns für den Paarvergleich mit einem dem UHN in der Konstruktion und der Implantationstechnik ähnlichen Implantat entschieden, welches bereits seit 1990 im klinischen Einsatz ist. Für die Wahl des Humerusverriegelungsnagels nach Russell-Taylor[1] (RT) gab es eine Reihe von Gründen:

- Das grundlegende Design beider Nägel ist ähnlich.
- Ein „goldener Behandlungsstandard" in der operativen Behandlung von Humerusschaftfrakturen existiert nicht.
- Ähnliche biomechanische Studien wie die hier im ersten Untersuchungsteil durchgeführte vergleichen den Humerusverriegelungsnagel nach Russell-Taylor (RT) mit anderen Methoden der internen Fixierung solcher Frakturen, wie DC-Platten, Ender-Nägel und dem Seidel-Nagel, bezüglich deren Biege- und Torsionssteifigkeiten.
- Der RT kann retrograd in den Humerusschaft eingebracht werden, was die bevorzugte Methode für den UHN ist.

Bevor die einzelnen Implantate und deren Instrumentarium näher beschrieben werden, sollte darauf hingewiesen werden, dass lediglich die Betrachtung der Verriegelungsnägel alleine im Rahmen einer solchen biomechanischen Untersuchung nicht sinnvoll ist. Hingegen ist die Leistungsfähigkeit des gesamten Systems, also des Nagels, seiner Verriegelungsschrauben im Verbund mit dem Knochen, zu untersuchen. Nur so kann die klinische Situation weitgehend simuliert werden und das Ergebnis von Wert für den Kliniker sein.

6.1.1
Unaufgebohrtes Humerusnagelsystem UHN

Der UHN (Abb. 23) ist aufgrund der unaufgebohrten Technik als einzelner Nagel nicht sinnvoll in der Behandlung von Humerusschaftfrakturen einzusetzen. Im Gegensatz zum klassischen Küntscher-Nagel basiert sein Stabilisierungprinzip nicht auf der elastischen Verklemmung in der Markhöhle. Er besitzt nur punktuelle Kontaktzonen mit dem Inneren des Markkanals. Damit er weder in der Markhöhle wandert und ggf. proximal oder distal perforiert, noch Rotationskräfte nahezu ungemindert auf die Frakturanteile einwirken lässt, muss er verriegelt werden. Hierzu werden

---

1 Hersteller: Smith & Nephew Richards Medizintechnik GmbH, Tuttlingen

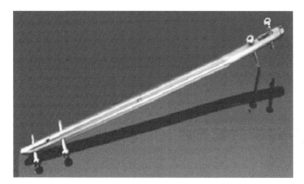

Abb. 23. Der unaufgebohrte Humerusnagel UHN mit je zwei Bolzen an der Basis und an der Spitze

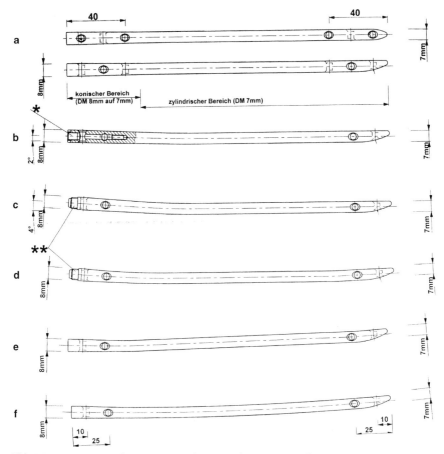

Abb. 24. Prototypen A-F des UHN. Gesamtlänge jeweils 220 mm, Durchmesser 7 mm

zusätzliche Verriegelungsbolzen notwendig, welche für eine weitere entscheidende Bindung des Nagels im Knochen sorgen. Diesbezügliche Details werden unter 6.3 „Technik der Nagelinsertion" weiter erläutert.

6.1.1.1
Marknagel

Der UHN ist aus einer Titanlegierung Ti-6Al-7Nb (TAN) als solider Nagel hergestellt und geht aus einer Reihe von Prototypen hervor (Abb. 24). Nagellängen sind in 190, 205, 220, 230, 240, 250, 260, 270, 280, 295, 310 und 325 mm verfügbar. Es gibt drei Durchmesservarianten von 6,7 mm, 7,5 mm und 9,5 mm. Der 7,5-mm-Nagel wird als Standardimplantat verwendet. Der 6,7-mm-Nagel wird bei extrem schmächtiger Humerusmarkhöhle eingesetzt. Bei osteoporotischem Knochen mit weiter Markhöhle verspricht der 9,5-mm-UHN bessere Stabilisierung.

Um in die Markhöhle eingebracht werden zu können, weist der UHN zwei Charakteristika auf. An der Nagelbasis ist das Nagelrohr um 5° seiner Achse gekrümmt, die Nagelspitze ist abgeschrägt und abgerundet (Abb. 26).

Die Nägel mit 6,7 mm und 7,5 mm besitzen eine glatte Oberfläche, der 9,5-mm-Nagel ist in Längsrichtung eingekerbt, um Masse einzusparen.

Sechs Bohrungen charakterisieren die Verriegelungsmöglichkeiten des Nagels, wobei maximal fünf dieser Bohrungen gleichzeitig mit Bolzen besetzt werden können (Abb. 25 und 26). An der Nagelbasis steht ein dynamischer Verriegelungsschlitz, eine schräge Verriegelungsbohrung sowie eine weitere Bohrung für eine statische Verriegelung zur Verfügung. Die schräge Bohrung ist für die antegrade Nagelung gedacht. Wird dieses Loch besetzt, kann an der Nagelbasis in der Regel kein zweiter Bolzen mehr platziert werden. Für die retrograde Nagelung ist der parallele Besatz des dynamischen und des statischen Loches vorgesehen. Die offene Nagelbasis weist darüber hinaus ein Gewinde für den Einsatz einer Verschlussschraube auf.

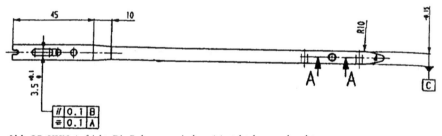

Abb. 25. UHN-Aufsicht. Die Bohrung zwischen AA steht dazu senkrecht

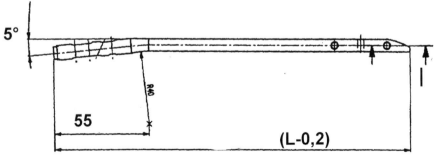

Abb. 26. UHN, seitliche Ansicht. Die Basis ist um 5° abgewinkelt

An der Nagelspitze stehen drei 4-mm-Bohrungen zur Verriegelung zur Verfügung. Diese können gleichzeitig besetzt werden, was bei der retrograden Nagelung von im proximalen Drittel gelegenen Schaftfrakturen mehr Halt bietet. Das mittlere dieser drei Löcher verläuft parallel zu jenen der Nagelbasis. Die beiden restlichen Löcher stehen zu diesem senkrecht.

6.1.1.2
Verriegelungsbolzen

Die selbstschneidenden Verriegelungsbolzen sind ebenfalls aus der Titanlegierung Ti-6Al-7Nb gefertigt. Die Bolzen haben einen Gewindedurchmesser von 3,4 mm bzw. einen Kerndurchmesser von 2,8 mm für den 6,7-mm-Nagel und einen Gewinde-

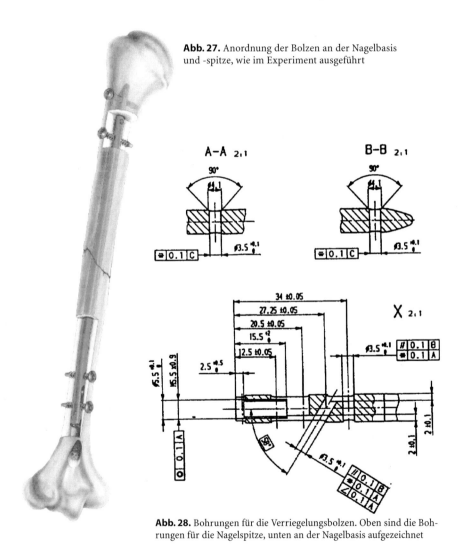

Abb. 27. Anordnung der Bolzen an der Nagelbasis und -spitze, wie im Experiment ausgeführt

Abb. 28. Bohrungen für die Verriegelungsbolzen. Oben sind die Bohrungen für die Nagelspitze, unten an der Nagelbasis aufgezeichnet

durchmesser von 3,9 mm bzw. einen Kerndurchmesser von 3,3 mm für den 7,5-mm-
und den 9,5-mm-Nagel. Der Bolzenkopfdurchmesser beträgt bei allen Bolzen 8 mm
mit einer Innensechskantfräsung von 3,5 mm.

Die Schenkellänge der Bolzen reicht in 2-mm-Schritten von 16 mm bis 60 mm.
Beim klinischen Einsatz ist die genaue Ausmessung des Bohrkanales und die darauf-
hin längenabgestimmte Wahl des Bolzens notwendig. In unseren Experimenten war
die ausgemessene Länge hingegen nur Mindestmaß des zu verwendenden Bolzens,
allerdings durften auch längere Bolzen verwendet werden, da diese am Leichenknochen keinen zusätzlichen Halt oder weitere Stabilität bieten können (Abb. 27 und 28).

6.1.1.3
UHN-Instrumentarium

Zur Insertion des Nagels wurde im Experiment das Originalinstrumentarium verwendet, welches auch für den klinischen Einsatz vorgesehen ist.

Zur Schaffung des Insertionsloches (s. 6.3) werden ein 3,2-mm- und ein 4,5-mm-
Spiralbohrer und ein konischer Fräser benötigt.

Der UHN wird über eine Verbindungsschraube fest an den Zielbügel gekoppelt
(Abb. 29). Dieser Bügel besitzt in seinem gebogenen Schenkel drei Bohrungen, welche spezielle Gewebeschutzhülsen (11 mm Durchmesser) und deren Bohrbüchsen mit
Trokar aufnehmen können. Dadurch wird die Spitze dieser Bohrhülse exakt an die
jeweiligen Bohrungen zur Verriegelung an der Nagelbasis geführt. Dieser Zielbügel
stellt an seiner Kupplung eine Verlängerung des Nagels dar, ohne dessen Basisdurch-
messer zu vergrößern (Abb. 30).

Die Verschlussschrauben, welche den Nagel im klinischen Einsatz vor Einspros-
sungen von Knochen- und Bindegewebe schützen sollen, sind aus der Titanlegierung
Ti-6Al-7Nb gefertigt und können nach Einschrauben in die Nagelbasis den UHN

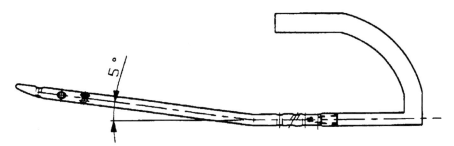

Abb. 29. Die Basis des UHN ist zum Zielbügel hin um 5° gekrümmt

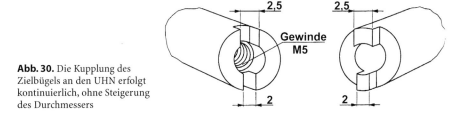

Abb. 30. Die Kupplung des
Zielbügels an den UHN erfolgt
kontinuierlich, ohne Steigerung
des Durchmessers

bündig abschließen oder mittels längerer Verschlussschrauben um 5, 10 oder 15 mm verlängern. Sie finden in den Experimenten dieser biomechanische Studie keine Verwendung, da es sich um Leichenknochen handelt und daher keine Gefahr des Knocheneinwuchses besteht.

6.1.1.4
Kompressionsgerät

Unter der Vorstellung, durch interfragmentäre Kompression die osteosynthetische Versorgung von Frakturtypen, welche nur geringe Fragmentadhäsion aufweisen, stabiler zu gestalten, wurde für den UHN ein spezifisches Kompressionsgerät entwickelt. Es besteht aus einem Kompressionszusatz und einer Kompressionsverbindungsschraube (Abb. 31). Anstelle der eigentlichen Verbindungsschraube wird das Kompressionsgerät zum Verbinden des Zielbügels mit dem UHN verwendet. Dies bedeutet, dass die Entscheidung zur Verwendung dieses Gerätes vor der Insertion des UHN zu erfolgen hat.

Die Kompressionsverbindungsschraube wirkt auf den dynamischen Bolzen an der Nagelbasis ein, indem sie insgesamt bis zu 8 mm (auf einer mm-Skala ablesbar) zur Nagelspitze vorangetrieben werden kann (Abb. 32). Dies führt dazu, dass der zusätzlich an der Nagelspitze bereits verriegelte UHN nun diese Kraft der Kompressionsverbindungsschraube in Kompressionskraft am Frakturspalt umsetzen kann, sobald sich die Frakturflächen berühren. Abschließend muss der statische Verriegelungsbolzen das Ergebnis fixieren.

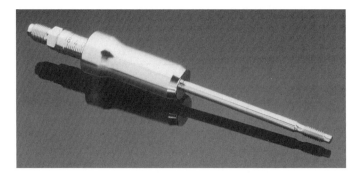

Abb. 31. Kompressionsgerät für den UHN, bestehend aus einem Kompressionszusatz und der Kompressionsverbindungsschraube

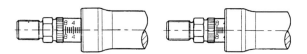

Abb. 32. Die Skala des Kompressionsgerätes versenkt sich beim Aufbringen der Kompression auf den dynamischen Bolzen im Innern des Gerätes und gibt die Strecke an, welche der Bolzen zum Frakturspalt hin bewegt wurde

6.1.2
Humerusverriegelungsnagelsystem nach Russell-Taylor

Analog zu den unter 6.1.1 beschriebenen Grundsätzen des UHN-Systems muss auch der Humerusverriegelungsnagel nach Russell-Taylor als System im Verbund mit Bolzen und Knochen gesehen werden. Die Verklemmung des Nagels alleine im Knochen ist zur Stabilisierung von Schaftfrakturen nicht ausreichend, wodurch die Verriegelung essentieller Bestandteil des Systems ist.

6.1.2.1
Marknagel

Der Humerusverriegelungsnagel nach Russell-Taylor (RT) (Abb. 33) wird aus rostfreiem Stahl gefertigt und ist mit den Durchmessern 7 mm, 8 mm und 9 mm erhältlich.

Zum Zielbügel hin besitzen alle Nagelgrößen einen Durchmesser von 9 mm. Die 8-mm- und 9-mm-Nägel sind kanüliert, der 7-mm-Nagel ist solide. Die Indikation der verschiedenen Nageldurchmesser ist dem UHN-System analog: Der 8-mm-Nagel wird als Standardimplantat verwendet. Der 7-mm-Nagel wird bei schmächtiger Humerusmarkhöhle eingesetzt. Bei osteoporotischem Knochen mit weiter Markhöhle wird der 9-mm-UHN benutzt.

Die Nagellängen sind 180, 200, 220, 240, 260, 280 und 300 mm.

An der Nagelbasis ist das Nagelrohr um 7° seiner Achse gekrümmt, zur Nagelspitze hin besteht ebenfalls eine leichte Krümmung von 2°. Die Nagelspitze ist abgerundet.

Der RT kann an seiner Basis und an seiner Spitze jeweils nur einfach verriegelt werden. Anstelle von Rundbohrungen wie beim UHN befinden sich an seiner Basis und an der Spitze jeweils Verriegelungsschlitze. Der basisnahe Schlitz ermöglicht, die Verriegelungsschraube in verschiedenen Winkeln einzubringen. Der Schlitz nahe der Nagelspitze ist länger ausgefräst und ermöglicht neben verschiedenen Winkeln auch bei senkrechter Platzierung der Verriegelungsschraube deren Einbringen an verschiedenen Punkten auf einer Strecke von 10 mm.

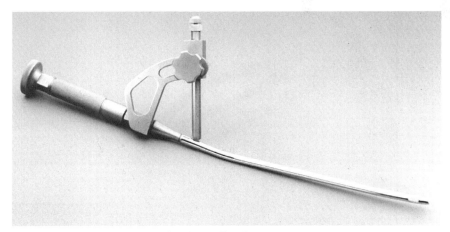

Abb. 33. Humerusverriegelungsnagel nach Russell-Taylor

6.1.2.2
Verriegelungsschrauben

Die Verriegelung wird mittels selbstschneidender Knochenschrauben von 3,8 mm Gewinde- und 2,8 mm Kerndurchmesser aus Stahl durchgeführt. Der Bolzenkopfdurchmesser beträgt bei allen Bolzen 8 mm mit einer Innensechskantfräsung von 3,5 mm.

Die Schenkellänge der Bolzen reicht in 2-mm-Schritten von 12 mm bis 60 mm. Zur Bemessung der im Experiment verwendeten Bolzen gilt das unter 6.1.1.2 Gesagte analog.

6.1.2.3
Russell-Taylor-Instrumentarium

Zur Insertion des Nagels wurde im Experiment ebenfalls das Russell-Taylor-Originalinstrumentarium verwendet, welches auch für den klinischen Einsatz vorgesehen ist.

Zur Schaffung des zum UHN identischen Insertionsloches (s. unter 6.3) werden ein 3,2-mm- und ein 4,5-mm-Spiralbohrer und ein konischer Fräser benötigt.

Der RT wird über eine Verbindungsschraube fest an den Zielbügel, hier „proximale Bohrführung" genannt, gekoppelt. Der Bügel dieser Bohrführung besitzt einen auf dem Bügel in verschiedenen Positionen fixierbaren Bohrblock, welcher eine spezielle Gewebeschutzhülse und deren Bohrhülse aufnehmen kann. Dadurch wird die Spitze dieser Bohrhülse exakt an den Bohrungsschlitz zur Verriegelung an der Nagelbasis geführt und kann im gewünschten Winkel fixiert werden (Abb. 34).

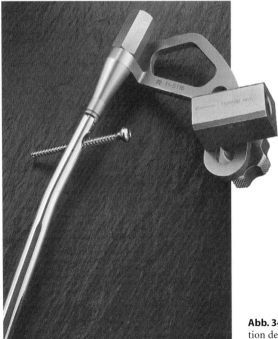

Abb. 34. Ansicht des Zielbügels und Position der Verriegelungsschraube an der Nagelbasis

Die Bohrführung verstärkt den Durchmesser an ihrer Kupplung zum Nagel kolbenartig bis zu 16 mm. Zusätzlich wird ihre Breite durch den seitlich angebrachten Schenkel, welcher den Bohrblock trägt, erhöht.

Eine Verschlussschraube analog zum UHN existiert nicht. Ein Kompressionsgerät ist nicht verfügbar, wäre allerdings auch in der beim UHN verwendeten Technik mangels zweiter Verriegelungsschraube an der Nagelbasis nicht einsetzbar.

6.2
Paarige Humeri

Die günstigsten Untersuchungsvorraussetzungen zum Vergleich zweier Implantatsysteme stellt die identische Versuchsumgebung und -anordnung dar. Dies wäre bei der Testung von zwei Marknagelsystemen gegeben, wenn sie in identische Rohre implantiert werden. Denkbar ist die Verwendung von hohlen Kunststoffzylindern, wie wir es für eine Reihe von Vorversuchen unternommen hatten.

Um aber der klinischen Realität möglichst nahe zu kommen, wurden menschliche Kadaverhumeri eingesetzt, also ein morphologisches Medium, für welches diese Nägel auch eigentlich konzipiert sind.

Die beste Vergleichsmöglichkeit bot hierbei der Paarvergleich, wobei ein personenidentisches Humeruspaar mit jeweils beiden Nagelsystemen versehen wurde. Analog gilt dies auch für den Vergleich UHN mit und ohne Kompressionsgerät und den Vergleich Humerus mit und ohne Insertionsloch.

Damit die zu erwartende Vernachlässigbarkeit geringer Strukturunterschiede innerhalb eines solchen Paares effektiv gegeben war, mussten diese Paare bestimmte Kriterien erfüllen, um zu den Studien zugelassen zu werden. Zwei Gruppen von Humeruspaaren waren grundsätzlich zu unterscheiden:

- Gruppe A: insgesamt 23 Humeruspaare (46 Humeri), welche von frischen Leichnamen vor Konservierung sofort entnommen wurden.
- Gruppe B: insgesamt 27 Humeruspaare (54 Humeri), welche von zuvor mit Formalin behandelten Leichnamen entnommen wurden.

Neun Paare der Gruppe A wurden vom Institut für Pathologie der Medizinischen Fakultät an der Universität Basel bereitgestellt. Die weiteren 41 Paare wurden im Institut für Anatomie der Medizinischen Fakultät an der Universität Mainz entnommen. Sämtliche Personen, die ihren Leichnam dem Institut vermachten, hatten zum Zeitpunkt ihres Vermächtnisses experimentellen Arbeiten mit Leichenteilen schriftlich zugestimmt.

Alle Knochenpaare wurden bei Entnahme von Weichteilen befreit, mit in physiologischer Ringer-Lösung getränkten Tüchern umgeben und bei einer Temperatur von −15°C bis zur Verarbeitung eingefroren. Der Transport in die weiteren Untersuchungseinrichtungen erfolgte in speziellen Kühlbehältern.

12 der von frischen Leichnamen entnommen Paare wurden für den definitiven Versuch der Kategorie 1 (Vergleich UHN/RT) verwendet und ausgewertet. Weitere 7 frische Paare wurden in der Versuchskategorie 2 (Testung des Kompressionsgerätes) eingesetzt.

14 Paare der vorbehandelten Leichen dienten Vorversuchen, welche zur Planung und Etablierung der Versuchsanordnung und der sicheren Durchführung sowie zur

Bestimmung von Lastgrenzen gebraucht wurden. 12 weitere Paare dieser Gruppe B dienten dem Vergleich von Humeri mit distal-dorsalem Insertionsloch gegenüber jenen ohne Insertionsloch. Die restlichen 5 Paare erfüllten nicht die erforderlichen Kriterien zur Studienzulassung.

Alle 50 Paare wurden nach Entnahme und vor der eigentlichen Präparation für die Versuche mittels Röntgenaufnahmen in zwei Ebenen, anterior-posterior und medio-lateral, bei Belichtungswerten von 40 kV und 8 mAs dokumentiert. Darüber hinaus wurden sie fotografisch erfasst und vermessen. Die äußeren Messungen umfassten die Gesamtlänge, den größten Humeruskopfdurchmesser, den kleinsten Schaft-durchmesser und die Kondylenbreite.

In den Versuchen der Kategorie 1 sollte generell nur der jeweilige Standardnagel Verwendung finden – der 7,5-mm-UHN und der 8-mm-RT. Somit wurden jene Paare von den Versuchen ausgeschlossen, bei denen die Vermessung des radiologischen Innendurchmessers der Markhöhle zur klinischen Entscheidung geführt hätte, einen dickeren oder dünneren Nagel zu wählen.

Jeder Humerus wurde im Forschungsinstitut der Arbeitsgemeinschaft für Osteo-synthesefragen (AO Research Institute Davos, Schweiz) einer Computertomogra-phie-Densiscan-Untersuchung unterzogen. Dies diente dazu, deutliche Abweichun-gen von mittlerer Knochenquerschnittsdichte und kortikalem Index innerhalb der einzelnen Paare aufzufinden und diese dann auszuschließen. Vergleiche mit einem vorbestehend gemessenem Kollektiv menschlicher Humeri erlaubten die Einord-nung unserer Humeri, wodurch zwei Paare ausgeschlossen wurden, die durch mas-sive Osteoporose eine zu starke Abweichung von der Gesamtgruppe aufwiesen. Zur Beurteilung der Osteoporose wurde die Struktur des kortikalen Knochens, die Geo-metrie des Knochenquerschnitts und die Knochendichte herangezogen. Aus dem Tomogramm können die Flächen des gesamten Querschnitts, der Markhöhle und der Kortikalis in mm^2 und der kortikale Index (Quotient des Knochenkortexdurchmes-sers und des gesamten Querschnitts) in Prozent gemessen werden (Cordey 1992, 1994; Genant 1993; Rho 1995; Wright 1977).

Densiometrisch ermittelt wurde die Querschnittsdichte und Kortikalisdichte in g/cm^3. Sämtliche Messungen wurde mit dem Computertomographen „Densiscan 1000" (Scanco Medical, Basserdorf, CH) durchgeführt (Abb. 35). Bis zu 100 sukzessive Tomogramme können entlang der Knochenlängsachse von diesem speziell für die Knochendensiometrie hergestellten Gerät erbracht werden. Bei einer Auflösung von 300 µm bei einer Bildqualität von 256 × 256 Pixeln bzw. verstärkt bei mehr als 200 µm bei einer Bildqualität von 512 × 512 Pixeln liegt der Schnittabstand bei 5 mm. Die damit verbundene Datenanalyse erfolgte mit dem Programm RS/11 V. 5.2. (BBN Soft-ware Products, Cambridge, Mass.) unter Windows 95.

Des Weiteren wurden Knochenpaare ausgeschlossen, bei denen einer oder beide Humeri Hinweise auf eine ausgeheilte oder nicht ausgeheilte Fraktur boten. Dies betraf zwei Paare, bei denen sich jeweils verkürzt ausgeheilte, unilaterale subkapitale Frakturen fanden.

Im Ergebnisteil finden sich lediglich die Daten der definitiv zur Studie zugelasse-nen, komplett dokumentierten Humeri und deren statistische Auswertung.

Bezüglich der an die Humeruslänge angepassten Nagellänge wurden die Nägel zwischen 220 und 260 mm in Schritten vom 20 mm gewählt. Um möglichst gleiche Voraussetzungen innerhalb der Paare zu schaffen, wurden paarweise gleiche Nagel-

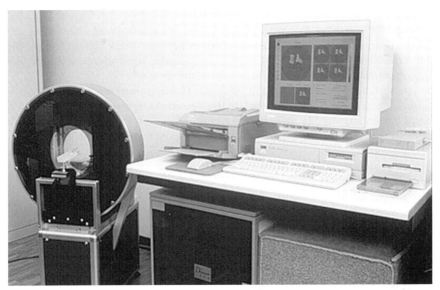

Abb. 35. Die densiometrische Untersuchung der Humeri erfolgte mit dem „Densiscan 1000" (Scanco Medical)

längen verwendet. Der UHN bietet zwar Längenvarianten in 10-mm-Schritten und wäre somit noch besser an die individuelle Humeruslänge anpassbar. Hingegen verfügt der Russell-Taylor-Nagel nur über 20-mm-Längenunterschiede.

Da in der Kategorie 2 nur noch der UHN in beiden Paaren implantiert war, konnten hier die Nagellängen etwas feiner abgestuft mit 205 mm, 220 mm und darüber in Schritten von 10 mm bis einschließlich 260 mm eingesetzt werden. Bei den Versuchen mit Implantaten, also die Kategorien 1 und 2, wurde Wert auf die Verwendung von Humeri frischer Leichname gelegt. Die Vorversuche mit den Humeri von mit Formalin vorbehandelten Leichnamen hatten gezeigt, dass sich die dorsale Kortikalis bei der Insertion der Nägel, insbesondere des Russell-Taylor Nagels, als teilweise spröde und anfälliger für Fissuren an der Insertion erwies, verglichen mit jenen frischer Leichname.

Bei der Testung des Einflusses des Insertionsloches hingegen konnten wir von gleichen Ausgangsbedingungen innerhalb der Paare, unabhängig von der Vorbehandlung der Leichen, ausgehen.

Die 12 Verstorbenen der Versuchskategorie 1 waren fünf Männer und sieben Frauen. Ihr Alter zum Todeszeitpunkt reichte von 54 bis 85 Jahren mit einem Mittelwert von 76,2 Jahren.

Die sieben Verstorbenen der Versuchskategorie 2 waren vier Männer und drei Frauen. Ihr Alter zum Todeszeitpunkt reichte von 65 bis 86 Jahren mit einem Mittelwert von 74,6 Jahren.

Die 12 Verstorbenen der Versuchskategorie 3 waren vier Männer und acht Frauen. Ihr Alter zum Todeszeitpunkt reichte von 55 bis 91 Jahren mit einem Mittelwert von 78,3 Jahren.

Unsere klinische Begleitstudie erfasste bei 102 retrograden UHN-Implantationen 59 Männer und 53 Frauen mit Humerusschaftfrakturen. Das Durchschnittsalter betrug 54,9 Jahre, wobei der jüngste Patient 16, der älteste 99 Jahre alt war. Wir können somit bei unserer biomechanischen Studie mit einem Durchschnittsalter der Verstorbenen von 76,2, 74,6 und 78,3 Jahren sicher sein, keine Verfälschungen der Ergebnisse im Sinne zu hoher Steifigkeitswerte durch Verwendung zu junger und unproportional stabiler Knochen zu erhalten (Currey 1988).

Die Verteilung der Nageltypen in jedem der Humeruspaare wie auch der Insertionsbohrungen erfolgte randomisiert. In der Versuchskategorie 1 wurde der UHN in sechs Paaren links und in sechs Paaren rechts implantiert. Der RT wurde im jeweils korrespondierenden Humerus eingesetzt. In der Versuchskategorie 2 wurde das Kompressionsgerät in vier Paaren links und in drei Paaren rechts verwendet, in der Versuchskategorie 3 wurde das Insertionsloch in sieben Paaren links und in fünf Paaren rechts implantiert.

Nach der Nagelimplantation wurden sämtliche Humeri nochmals konventionell radiologisch dokumentiert. Dies erfolgte wieder im a.-p.- und seitlichen Strahlengang bei Belichtungswerten von 300 mA und 0,2 s und je nach Humerus zwischen 48 und 55 kV.

6.3
Technik der Nagelinsertion

Retrograde Verriegelungsnagelung des Humerus. Der retrograde Zugang zum Humerus bietet ausreichende und sichere Bedingungen für die Nagelung von Humerusschaftfrakturen. Ohne das Ellenbogengelenk zu eröffnen, ist dies bei Frakturen bis etwa 5 cm distal an die Fossa olecrani heranreichend gut möglich. Darüber hinaus können auch Frakturen im proximalen Schaftdrittel stabilisiert werden.

Um hier gute Ergebnisse in der klinischen Anwendung zu erzielen, ist allerdings auch eine präzise Vorbereitung Voraussetzung. Bezüglich der Lagerung des Patienten sollte man sich im Klaren darüber sein, dass gerade während des Lagerungsprozesses das Risiko der zusätzlichen Weichteilschädigung und insbesondere der Schädigung des N. radialis besteht. Deswegen empfehlen wir, die provisorische Humerusschienung bis zur definitiven Lagerung des Patienten zu belassen.

Lagerung beim klinischen Einsatz der Humerusnägel. Zur retrograden Implantation wird für beide Nageltypen der gleiche Zugang gewählt. Im klinischen Fall wird der Patient in unterpolsterte Bauchlage gebracht.

Er liegt nahe der ipsilateralen Tischkante, mit dem Kopf zur Gegenseite gedreht. Der frakturierte Oberarm wird auf einem röntgendurchlässigen Seittisch oder einem speziellen Armbrett gelagert, welches am Tisch fixiert ist. An dessen Kante wird das Ellenbogengelenk 90° gebeugt, darüber hinaus muss das Gelenk frei für eine weitere Beugung bis 120° sein (Abb. 36).

Anschließend werden die Zugangsmöglichkeiten des Bildwandlers geprüft. Der gesamte Humerus, einschließlich Humeruskopf und Ellenbogengelenk, muss in zwei Ebenen gut darstellbar sein. Rücken- oder Seitlagerung bleiben für den retrograden Zugang nur Ausnahmefällen vorbehalten.

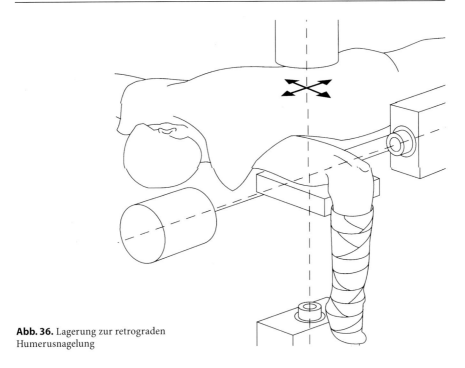

Abb. 36. Lagerung zur retrograden
Humerusnagelung

Lagerung beim experimentellen Einsatz der Humerusnägel. Im Experiment wird die
Bauchlagerung simuliert, indem der isolierte Humerus so in eine gepolsterte
Schraubzwinge eingespannt wird, dass seine dorsale Seite deckenwärts zeigt. Da hier
keine Weichteile vorhanden sind, kann direkt mit der Bohrung begonnen werden.

Auswahl des geeigneten Nagels. Da der UHN wie auch der RT in drei verschiedenen
Durchmessern angeboten werden – 6,7 mm/7,5 mm/9,5 mm beim UHN; 7 mm/8 mm/
9 mm beim RT – und in verschiedenen Längen verfügbar sind, müssen beide Parameter für die klinische Verwendung sorgfältig bestimmt werden. Der 7,5-mm-UHN bzw.
8-mm-RT stellt jeweils den Standard dar. Die Nagelung mit dem 6,7-mm-UHN bzw.
7-mm-RT wird nur bei sehr zierlichen Patienten zum Einsatz kommen, der 9,5-mm-
UHN bzw. 9-mm-RT bietet sich bei osteoporotischen Knochen mit sehr weitem endo-
medullärem Kanal und bei pathologischen Frakturen an. Für den UHN liegt ein spezielles röntgendurchlässiges Lineal mit Markierungen für Länge und Durchmesser
vor. Allerdings setzt die korrekte Messung eine gut reponierte Fraktur voraus
(Abb. 37).
Für die Experimente wurde ein anderes Verfahren durchgeführt. Um von Seiten
der Nägel annähernd gleiche Voraussetzungen zu besitzen, wurden nur Leichenhumeri verwendet, bei denen die klinische Entscheidung auch zum Einsatz eines
7,5-mm-UHN oder 8-mm-RT geführt hätte. Durchmesser- und Längenbestimmung
der passenden Nägel wurden direkt mit den zuvor erstellten Röntgenaufnahmen in
zwei Ebenen ermittelt.

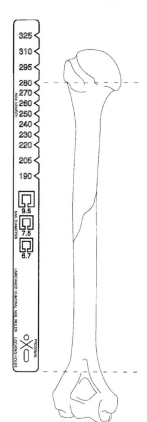

Abb. 37. Spezielles Lineal zur Bestimmung von Nagellänge und -durchmesser unter Bildwandler

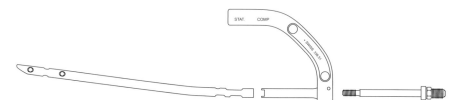

Abb. 38. Der UHN wird über die Verbindungsschraube (*rechts*) mit dem Zielbügel (*Mitte*) verbunden

Nagelmontage. Wird bei der Fixierung einer Humerusschaftfraktur mit dem UHN zusätzliche interfragmentäre Kompression mit dem speziell für diesen Nagel entwickelten Kompressionsgerät gewünscht, muss diese Entscheidung spätestens bei der Nagelmontage beachtet werden. Da das Kompressionsgerät direkt über den Verriegelungsbügel mit dem Nagel verbunden wird, kann das Kompressionsgerät, welches unter 6.1.1.4 beschrieben ist, nach Nagelinsertion nicht mehr nachträglich angebracht werden (Abb. 38).

Wenn keine zusätzliche Kompression gewünscht ist, wird an Stelle des Kompressionsgerätes die einfache Verbindungsschraube mit dem Bügel und Nagel verbunden.

Hierbei ist wichtig, dass der Scheitelpunkt der Nagelkrümmung vom Zielbügel weg-
weist (Abb. 38).

In den Experimenten fand die Montage mit dem Kompressionsgerät lediglich in
der Kategorie 2 Verwendung. Der RT verfügt nicht über die Möglichkeit einer interfragmentären Kompression.

Zugangsweg. Dorsal am distalen Oberarm erfolgt die Hautinzision in Längsrichtung
bis zur Olekranonspitze ziehend. Nach Spaltung der distalen Trizepsfasern wird die
dorsale Fläche des distalen Humerus dargestellt, ohne das Ellenbogengelenk zu eröffnen.

Der Eintrittspunkt in die Markhöhle findet sich im Zentrum eines gedachten Drei-
eckes zwischen der medialen und lateralen suprakondylären Kante und dem Dach
der Fossa olecrani. Die nun folgenden Schritte zur Schaffung eines Insertionsloches
sind sowohl im klinischen Fall wie auch bei sämtlichen Experimenten identisch.

Drei 3,2-mm-Bohrungen senkrecht zum Markraum werden mit 4,5 mm über-
bohrt, wobei der Bohrer bis etwa 30° abgesenkt wird (Abb. 39). Der konische Fräser
erzeugt eine Eintrittspforte mit 10 mm Breite und 20 mm Länge. Die distale Kante des
Insertionsloches muss so weit geneigt und geglättet werden, dass der Nagel ohne
Zwang eintreten kann. Bei engem Isthmus sollte man sich nicht scheuen, Handbohrer
einzusetzen.

Einführen des Nagels. Der instrumentierte Nagel wird ohne Gewalt und insbesondere ohne Einschlaghammer eingebracht. Mittels gleichmäßiger Drehbewegungen
wird er zum Frakturspalt geführt und nach Reposition unter Bildwandler nur
gering in die Spongiosa des Humeruskopfes inseriert (Abb. 40), da sich metaphysär
und proximal diaphysär noch guter Halt für die proximale Verriegelung finden
lässt.

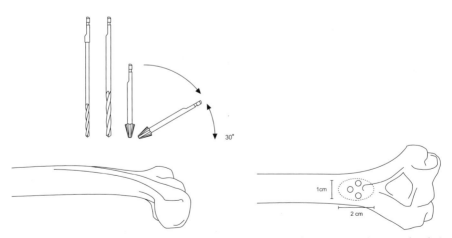

Abb. 39. Eröffnung der dorsalen Kortikalis auf etwa 1 cm Breite und 2 cm Länge. Hierzu werden drei
3,2-mm-Bohrlöcher mit 4,5-mm-Bohrungen vergrößert und mit einem Fräser in Absenkung auf 30°
vereinigt

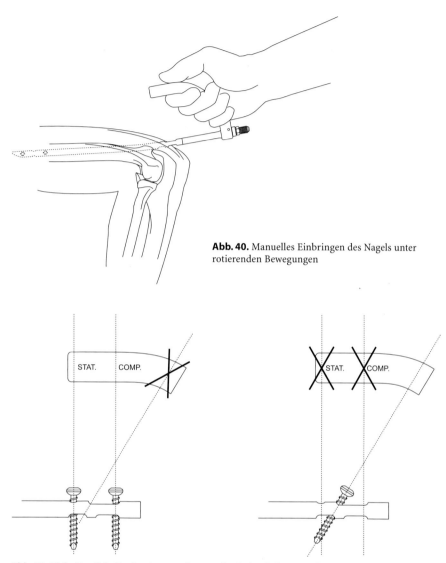

Abb. 40. Manuelles Einbringen des Nagels unter rotierenden Bewegungen

Abb. 41. *Links:* Parallele Verriegelung an der Nagelbasis durch das statische und dymnamische Verriegelungsloch. Diese Technik wurde in den Versuchen beim UHN durchgeführt. *Rechts:* Die einfache schräge Verrriegelung ist beim UHN lediglich für die antegrade Insertion vorgesehen. Beim RT ist sie hingegen die einzige Verriegelungsmöglichkeit, wobei die Verriegelungsschraube so senkrecht wie möglich eingebracht wurde

Distale Verriegelung an der Nagelbasis. Beim UHN sind verschiedene Verriegelungskombinationen sowohl proximal wie auch distal möglich. Empfohlen wird, bei der retrograden Insertion beidseits doppelt zu verriegeln. Proximale Schaftfrakturen werden vorteilhaft proximal dreifach verriegelt.

Der RT bietet nur jeweils einfache Verriegelungsmöglichkeiten proximal wie auch distal. Die Verriegelungsbohrungen sind hier im Gegensatz zum UHN nicht rund sondern oval geformt. An der Nagelspitze stellt sich dies als Schlitz dar. Distal wird bei beiden Nageltypen von dorsal nach ventral durch die Zieleinrichtung des Handbügels verriegelt (Abb. 41).

Wird beim UHN das Kompressionsgerät eingesetzt, müssen zunächst das dynamische distale Loch und dann beide proximalen Löcher verriegelt werden. Nach erfolgter Kompression wird abschließend das distale statische Loch besetzt.

Ohne Kompressionseinheit werden beim UHN initial beide distalen Löcher verriegelt, die Verwendung eines einzigen queren Bolzens ist für die antegrade Insertion gedacht.

Proximale Verriegelung an der Nagelspitze. Nach Gewährleistung einer perfekten Frakturreposition erfolgt die proximale Verriegelung in Freihandtechnik mit einem röntgendurchlässigen Getriebe unter Bildwandler (Abb. 42). Auf die Lage des N. axillaris muss geachtet gewerden. Diesem wird Rechnung getragen, indem nach Hautinzision bis zur Knochenoberfläche stumpf disseziert wird.

In den Experimenten wurde der UHN lateromedial doppelt verriegelt (Abb. 43), das dorsoventrale Verriegelungsloch zwischen den beiden anderen wurde nicht besetzt. Der RT wurde lateromedial einfach verriegelt.

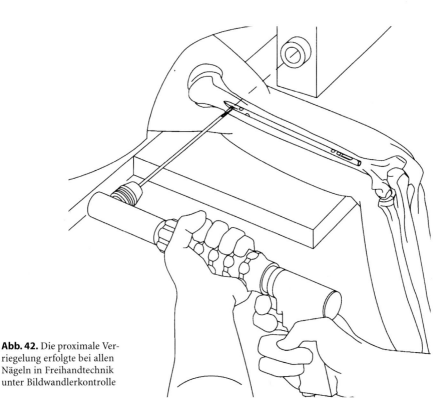

Abb. 42. Die proximale Verriegelung erfolgte bei allen Nägeln in Freihandtechnik unter Bildwandlerkontrolle

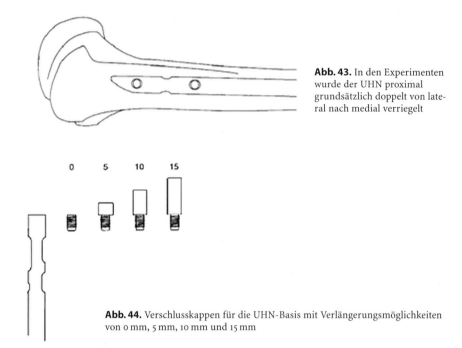

Abb. 43. In den Experimenten wurde der UHN proximal grundsätzlich doppelt von lateral nach medial verriegelt

Abb. 44. Verschlusskappen für die UHN-Basis mit Verlängerungsmöglichkeiten von 0 mm, 5 mm, 10 mm und 15 mm

Verschluss der Nagelbasis. Um das Innengewinde des Nagels im klinischen Einsatz vor Gewebswucherungen zu schützen, sollte beim UHN eine Verschlusskappe verwendet werden. Verschiedene Längen dieser Verschlusskappen ermöglichen ggf. eine nachträgliche Nagelverlängerung. Für den RT sind diese Kappen nicht vorgesehen (Abb. 44).

Drainageneinlage, schichtweiser Wundverschluss und Anlage eines sterilen Verbandes beenden die Operation am Patienten.

In der experimentellen Nagelinsertion am Leichenknochen wurden keine Verschlusskappen eingesetzt, da hier durch Fehlen eines Weichteilmantels und der Knochenheilung keine Notwendigkeit bestand.

Postoperative Weiterversorgung. Gewöhnlich wird postoperativ keine zusätzliche Schienung erforderlich. Schulter- und Ellenbogenübungen können sofort gebahnt werden, allerdings sollten Rotationsbewegungen gegen Widerstand bis zur Knochenheilung unterbleiben.

Die Implantatentfernung ist routinemäßig nicht erforderlich und sollte Ausnahmesituationen vorbehalten bleiben.

6.4
Versuchsaufbau

6.4.1
Gemeinsamer Aufbau aller drei Versuchskategorien

Je nach Versuchsziel ergaben sich in den drei Versuchskategorien Analogien und unterschiedliche Vorgehensweisen. Gemeinsam war, dass die zu untersuchenden Humeruspaare, gleichgültig ob es sich um Vorversuche, von frischen Leichen entnommene Knochen für die Kategorien 1 und 2 oder jene von zuvor in Formalin gehaltenen Leichen handelte, über Nacht bei Raumtemperatur aufgetaut und damit tagsüber sowohl präpariert wie auch getestet wurden. Während der Versuche wurden sie so weit wie möglich mit in Ringerlösung getränkten Lappen feucht gehalten.

Der Schaft der einzelnen Humeri wurde in einem speziellen Arbeitsraum für Humanknochen in einer Schraubzwinge fixiert, um dann je nach Versuchskategorie entweder die einzelnen Nägel ein- und deren Verriegelung durchzuführen oder ggf. lediglich das Insertionsloch zu bohren. Diese Arbeitsschritte sind in Abschn. 6.3 beschrieben.

6.4.1.1
Einbettung zur Messung

Um die Knochen jeweils achsengerecht und mit größtmöglicher Stabilität in den einzelnen Testmaschinen fixieren zu können, war es erforderlich, sie einerseits an die spezifischen proximalen und distalen Haltevorrichtungen dieser Maschinen zu adaptieren, andererseits musste diese Fixierung aber auch bei mehreren Testzyklen ohne geringste Abweichungen ihre Festigkeit bewahren.

Die Fixierung der Humeri erfolgte mit Polymethylmethacrylat (PMMA). Es ist für seine feste Bindung am Knochen bekannt (Zimmerman 1994; Mann 1997) und verhindert ein Gleiten des Knochens in den zylindrischen Haltevorrichtungen der Maschinen.

Hierbei wurde darauf geachtet, dass dieses Material weder Kontakt zu den Nägeln noch zu den Bolzen bekam. Sowohl für die Druck-, wie auch die Biege- und die Torsionsversuche waren die Haltevorrichtungen auf die Dimensionen dieser Knocheneinbettungen adaptiert.

Um das proximale und das distale Ende des jeweiligen Humerus in dem 48 mm durchmessenden Teflonformzylinder achsengerecht einzupassen und mit PMMA eingießen zu können, war eine spezielle Einbettvorrichtung notwendig (Abb. 45). Mittels vier in 90° Abstand auf dem oberen und unteren Aluminiumring platzierten Stellschrauben ließ sich die Achsenstellung adjustieren.

Um den Humeruskopf und die Kondylenregion für die Einbettung griffig zu gestalten, wurden diese zuvor kantig zugesägt (Abb. 46). Der Abkühl- und Verfestigungsprozess der PMMA-Einbettung erforderte etwa 45 Minuten. Die zuvor eingefetteten Teflonformen konnten anschließend problemlos abgezogen werden. Die feucht gehaltenen Humeri wurden aus dem Humanarbeitsraum in den Messraum gebracht, wo beide Messmaschinen benachbart stehen.

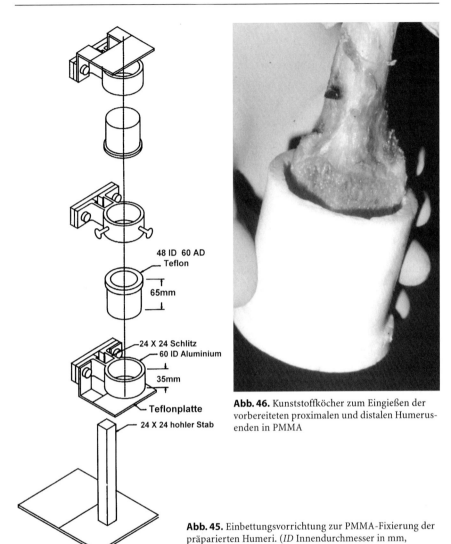

48 ID 60 AD
Teflon

65mm

24 X 24 Schlitz
60 ID Aluminium

35mm

Teflonplatte

24 X 24 hohler Stab

Abb. 46. Kunststoffköcher zum Eingießen der vorbereiteten proximalen und distalen Humerusenden in PMMA

Abb. 45. Einbettungsvorrichtung zur PMMA-Fixierung der präparierten Humeri. (*ID* Innendurchmesser in mm, *AD* Außendurchmesser in mm)

6.4.1.2
Messvorrichtung zur Prüfung von Druck-, Zug- und Biegefestigkeit

Druck- und Biegesteifigkeiten konnten in der gleichen Materialprüfungsmaschine getestet werden. Allerdings waren für beide Belastungsarten unterschiedliche Einspannvorrichtungen notwendig.

Eine elektrospindelgesteuerte Zug- und Druckprüfmaschine (Instron Wolpert, Ludwigshafen, Modell 4302) wurde für die Druck- und Biegetests verwendet (Abb. 47). Die Lastzelle war auf 1000 N kalibriert. Diese Maschine besitzt einen Last-

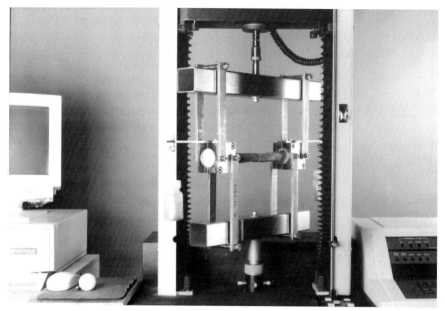

Abb. 47. Eine elektrospindelgesteuerte Materialtestmaschine (Instron Wolpert, Ludwigshafen) wurde für die Biegetests verwendet. Die Lastzelle war auf 1000 N kalibriert

rahmen, eine Antriebseinheit, eine Lastmesseinrichtung und eine mikroprozessorgesteuerte Kontrollkonsole. Die Lastmesszelle wird von einem vertikal beweglichen Traversenbalken getragen, der seinerseits horizontal im Lastrahmen montiert ist.

Die Lastübertragung erfolgt entweder durch Zug, wobei sich der Traversenbalken von der Maschine entfernt, oder durch Druck, wobei er sich der Basis nähert. Die Messgenauigkeit des gefahrenen Traversenweges liegt bei ± 0,1 mm. Für diese Versuche haben wir eine Lastmesszelle der gleichen Firma verwendet, die für einen Messbereich bis zu 1000 N ausgelegt und für eine Messgenauigkeit von 0,1% zertifiziert ist. Die Lastzelle übermittelt Daten an die Kontrollkonsole, wo auch die Position der Traversenbalken registriert wird.

Die Rohdaten, Traversenweg (mm) und Kraft (kN) werden an einen PC weitergeleitet. Die Verarbeitungssoftware ist in der Maschine vom Hersteller eingerichtet und kann versuchsspezifisch konfiguriert werden. Die Bearbeitung der Rohdaten zur statistischen Auswertung erfolgte auf einem separatem PC mit dem Programm Excel 7.0 (Microsoft).

Zur Messung der Drucklast waren für die senkrecht stehenden, in PMMA-Zylinder eingebetteten Humeri von kranial und kaudal jeweils Stahlteller mit dem Traversenbalken und der Basis der Maschine fest verbunden. In deren Aussparungen, die dem PMMA-Zylinder-Durchmesser entsprachen, wurden die Humeri fixiert. Durch Senken des Traversenbalkens wurde bei einer Geschwindigkeit von 1 mm/min Druck aufgebracht.

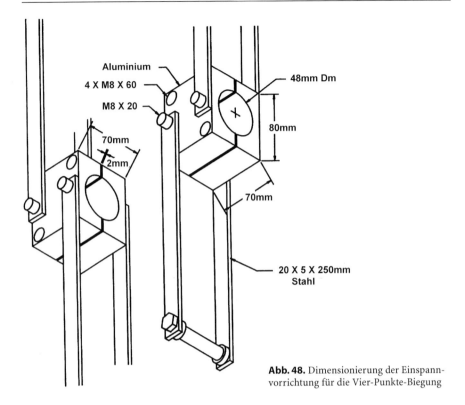

Abb. 48. Dimensionierung der Einspannvorrichtung für die Vier-Punkte-Biegung

Die Messung der Biegesteifigkeiten erfolgte in einer speziellen Apparatur für die Vier-Punkte Biegung (Abb. 48). Zwei Einspannbacken (Aluminium) nehmen die mit einem Durchmesser von 48 mm exakt in PMMA eingebetteten zylindrischen Knochenenden auf. Aus Stahl gefertigte Verstrebungen sind am äußeren Ende der Einspannbacken vertikal nach oben, am inneren Ende vertikal nach unten angebracht. Sie lassen sich an Vierkant-Querbalken aus Stahl an der Prüfmaschine fixieren. Die Verankerung der äußeren vertikalen, nach oben gerichteten Verstrebung ist als Aufhängepunkt einer Balkenwaage zu betrachten. Der innere Teil zieht mit seiner nach unten gerichteten Verstrebung bodenwärts. Zur Adjustierung der Einspannbacken sind an der Außenseite jeweils Gegengewichte angebracht. Dadurch sind diese Einspannbacken vor Messbeginn analog einer Balkenwaage im Gleichgewicht.

Gemessen wurde in der anterior-posterioren und der mediolateralen Ebene. Jeder Humerus wurde in der gleichen anatomischen Position in zylindrischen Haltevorrichtungen fixiert. Der Abstand der Einspannbacken erfolgte in Abhängigkeit von der Länge der Humeri. Das Biegemoment wurde durch ein Kräftepaar mit einem Hebelarm von 50 mm aufgebracht (Abb. 49).

Brand (1996) berechnet, zusätzlich zur Messung der Materialprüfmaschine über die ganze Länge des Humerus, direkt die Auslenkung am Frakturspalt mittels Dehnungsmessstreifen. Allerdings zeigten diese Messungen am Bruchspalt keine signifikanten Unterschiede zu den Messungen mit der Prüfmaschine. Wir haben auf diese Zusatzmessungen verzichtet.

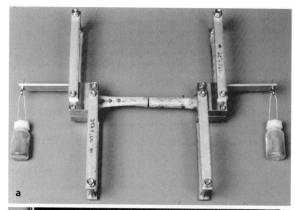

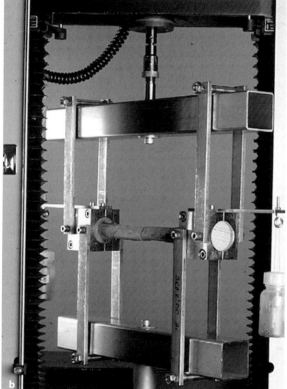

Abb. 49. a Anordnung des Humerus in der Vier-Punkte-Biege-Einspannvorrichtung. **b** Montage der gesamten Einspannung in der Prüfmaschine

6.4.1.3
Messvorrichtung zur Prüfung von Torsionsfestigkeiten

Direkt nach den Biege- und ggf. Drucktests wurden die Humeri aus der Vier-Punkte-Biegevorrichtung befreit und in zwei zylindrische Befestigungsköcher der Torsions-messmaschine fixiert.

Diese hydraulische Testmaschine (Abb. 50) wurde 1996 in Einzelanfertigung im Forschungsinstitut der AO (ARI Davos, Grütter 1996) hergestellt. Sie basiert auf einem hydraulischen Motorsystem von Boeing, wobei der untere Köcher fest mit der Testmaschine verbunden ist. Die Winkelabweichung wurde mit einem digitalen Winkel-Decoder (IHI Corp., Typ RG-2500-03) mit einer Auflösung von 0,14° gemessen, wobei der obere Köcher mit 1°/s durch den elastischen Probenbereich rotiert. Der maximal erreichbare Drehwinkel beträgt 95°. Die Torsionslastzelle (Fa. Messring, München) zur Messung des Drehmomentes war auf 100 Nm kalibriert und besitzt eine Messgenauigkeit von 0,2% (Abb. 51). Gemessen, aufgezeichnet und verarbeitet wurden der Verdrehwinkel (°) und das dazugehörige Drehmoment (Nm).

Die Torsionsprüfmaschine besitzt an der oberen Einspannvorrichtung, wo auch die Torsionsmesszelle angebracht ist, ein Kardangelenk (Abb. 52). An der unteren Einspannvorrichtung, an der die Kraft auf den Knochen übertragen wird, befindet sich eine Gleitkupplung. Hierdurch kann reine Torsion auf den Knochen übertragen werden. Axiale Vorbelastungen und Biegemomente werden somit verhindert (Abb. 53).

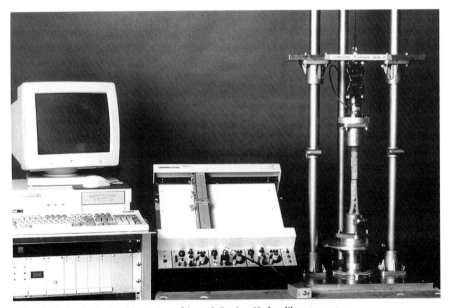

Abb. 50. Hydraulische Torsionstestmaschine mit Boeing-Hydraulikmotorsystem

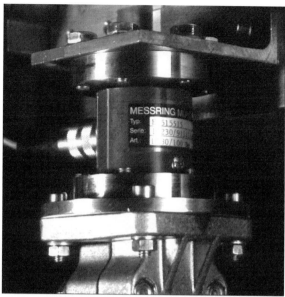

Abb. 51. Torsionslastzelle mit Kalibration des Drehmomentes auf 100 Nm und Messgenauigkeit von 0,2%

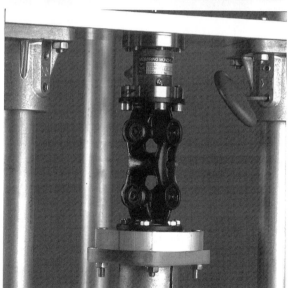

Abb. 52. Kardangelenk an der oberen Einspannvorrichtung

Der stufenlos justierbare hydraulische Antrieb überträgt das Drehmoment mittels eines Reduktionsgetriebes auf den Knochen, wobei durch eine hohe Übersetzung konstante Torsionsgeschwindigkeiten erzielt werden.

Die Messung der Torsionswinkel wurde nicht am Knochen selbst, sondern unterhalb der Kupplung zum Knochen durchgeführt.

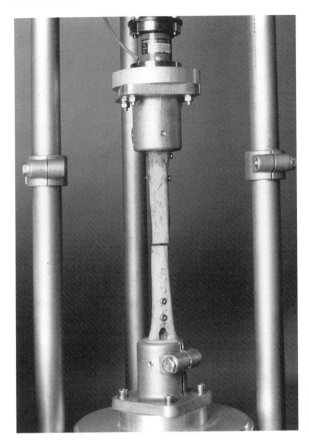

Abb. 53. Einspannung des mit implantiertem Verriegelungs-nagel fixierten Humerus in die Torsionsmaschine

6.4.2
Besonderheiten bei Versuchskategorie 1 – Nagelvergleich

Die Versuchskategorie 1 mit dem biomechanischen Vergleich des UHN gegen den RT stellt das Kernstück der Arbeit dar. Hier soll eine Fraktursituation simuliert und Aufschluss über den Stabilitätsgewinn durch die osteosynthetische Versorgung dieser Fraktur mit beiden Implantaten gewonnen werden. Als Objekt dieser Studie wurde der ungünstigste Frakturtyp des Humerusschaftes bezüglich der Torsionsstabilität gewählt: die Querfraktur. Da hier der Knochenkontakt der Frakturfragmente gering ist, sehen wir im klinischen Verlauf solcher Frakturtypen gehäufte Knochenheilungs-störungen (Schatzker 1996). Somit wurde, entsprechend ähnlicher Studien, in den Versuchskategorien 1 und 2 nach Ausmessung der Humeruslänge eine exakte Osteo-tomie in Schaftmitte durchgeführt, bevor die Knochen zur Nagelinsertion vorbereitet wurden. Hierzu lag eine spezielle Messvorrichtung vor, die die Humerusschaftachse besser berücksichtigen ließ (Abb. 54).

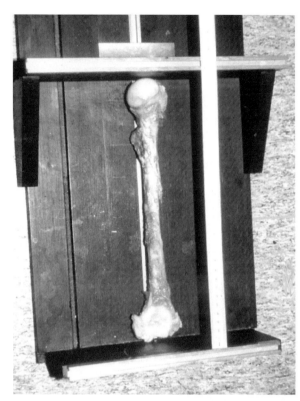

Abb. 54. Spezielle Messlehre
zum Bestimmen der axialen
Humeruslänge

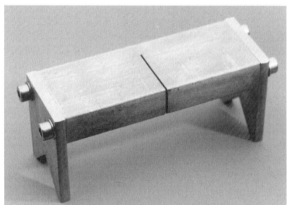

Abb. 55. Sägelehre für die
Osteotomie in Schaftmitte,
senkrecht zur Schaftachse

Um die Osteotomie zu standardisieren, wurde eine spezielle Sägelehre hergestellt. Da jeder einzelne Schaft im Bereich der Osteotomiestelle bezüglich des Achsenverlaufs eine sehr unterschiedliche Morphologie aufweist, waren wir überzeugt, diese Unterschiede mit Hilfe dieser Sägelehre zu minimieren (Abb. 55).

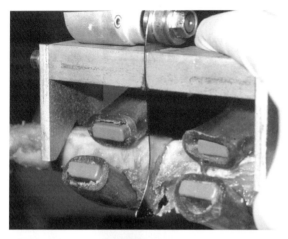

Abb. 56. Erzeugung der Querosteotomie mit der Sägelehre und der oszillierenden Säge

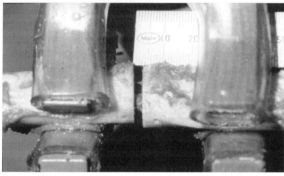

Abb. 57. 3-mm-Osteotomiespalt (Gap), um den zufälligen Einfluss unterschiedlicher Fragmentverzahnungen auszuschließen

Um für alle osteotomierten (Abb. 56), mit Marknägeln versorgten Humeri die möglichst gleiche Ausgangsituation für die Tests zu erzielen, wurde ein Osteotomiespalt von 3 mm (Gap) festgelegt (Abb. 57). An den Oberflächen der jeweiligen Bruchflächen bestehen von Knochen zu Knochen unterschiedliche Adhäsionsbedingungen. Da die Auswirkung einzelner Berührungspunkte oder -flächen nicht quantifizierbar ist, sollte jeglicher Kontakt dieser Bruchflächen ausgeschlossen sein. Das Verfahren mit Osteotomiespalt diente dazu, Verfälschungen der Messergebnisse innerhalb der einzelnen Paare zu verhindern. Dieses Gap wurde vor der definitiven statischen Verriegelung des UHN mit einem 3-mm-Abstandshalter eingestellt. Da der Russell-Taylor-Nagel einen Verriegelungsschlitz besitzt und somit nicht statisch, sondern lediglich dynamisch verriegelt wird, musste dieses Gap hier bei der Installation in die jeweiligen Vorrichtungen der Materialprüfungsmaschinen eingestellt werden.

Aus dem gleichen Grund ist auch beim RT keine Messung der Zug- oder Druckstabilität möglich, da im Falle der Druckmessung zunächst das Gap geschlossen, im Falle des Zugversuches vergrößert würde. Somit beschränkt sich die Versuchsreihe 1 auf die Prüfung von Biege- und Torsionseigenschaften beider Nagelsysteme.

Die auf die Osteotomie folgende Nagelinsertion wurde bereits unter 6.3 beschrieben.

6.4.3
Besonderheiten bei Versuchskategorie 2 – Kompressionsgerät

In dieser Versuchskategorie sollte der Einfluss der interfragmentären Kompression auf die Stabilität der Fixierung der quer osteotomierten Humeri untersucht werden. Das zum Aufbringen dieser Kompression erforderliche Kompressionsgerät, dessen Funktion und Technik wurden unter 6.1.1.4 beschrieben.

Analog zur Versuchskategorie 2 wurde für jeden hier untersuchten Humerus eine Querosteotomie erforderlich, wie sie bereits im Vorkapitel ausgeführt ist. Jeder Humerus, der mit dem UHN, aber ohne interfragmentäre Kompression stabilisiert werden sollte, erhielt das gleiche vorbeschriebene „Gap" im Osteotomiespalt.

Wie man technisch am besten den Einfluss dieses Kompressionsgerätes untersuchen könnte, war Gegenstand intensiver Diskussionen. Wünschenswert wäre gewesen, am gleichen Humerus zunächst mit UHN und Gap komplett messen zu können und danach das Gap mit zusätzlicher Kompression zu schließen und erneut die gleichen Tests durchzuführen. Allerdings ist der Bohrkanal für den statischen Bolzen an der Basis des UHN bereits für die Fixierung ohne Kompression gebohrt.

Wirkt nun die Kompressionskraft auf den dynamischen Bolzen und treibt diesen zusammen mit dem distalen Fragment zum Frakturspalt hin, verändert sich die notwendige Lage zur statischen Verriegelung. In der Folge müsste eine erneute Bohrung für den statischen Bolzen erfolgen, die entweder direkte Berührung mit dem alten statischen Loch hätte oder nur eine minimale, instabile Knochenbrücke zwischen beiden Bohrungen belassen könnte. Dies hätte die Stabilität des gesamten Systems bereits durch den Versuchsaufbau unberechenbar gemacht. Versuche, durch Verschließen des alten statischen Verriegelungsloches mit PMMA dieses Problem zu umgehen, wurden als zu unzuverlässig eingestuft und wieder verworfen. Somit entschieden wir uns wieder zum Paarvergleich unter der Vorstellung größtmöglicher Identität paariger Humeri.

Pragmatisch wurde die Frage gelöst, wie man die Menge der aufgebrachten interfragmentären Kompression quantifizieren und für alle Versuche standardisieren könne. Das Kompressionsgerät besitzt eine Skala in mm-Angabe, die dem Ablesen der Strecke dient, welche die Kompressionsschraube bei der Ausübung von Druck auf den dynamischen Bolzen zurücklegt.

Eine Kraftmessdose zur Quantifizierung des aufgebrachten Druckes an diesen Bolzen ist im Kompressionsgerät nicht integriert. Zur Diskussion standen Drehmomentschraubschlüssel oder andere zusätzlich angebrachte Kraftmessdosen. Dagegen sprach aber die Erfahrung, dass bei der Applikation von Kräften auf das Kompressionsgerät dieses teilweise sehr leichtgängig, teilweise sehr schwergängig ist, auch in Bereichen, wo noch keinerlei Kontakt der beiden Frakturflächen bestand. Dies erklärt sich durch die individuell unterschiedliche Lage des Nagels im Knochen, was dazu führt, dass die Kupplung Kompressionsgerät/Nagel teilweise mehr, teilweise weniger unter Spannung steht und zu größerer Reibung und Widerständen führen kann.

Ein zweiter Versuch, durch Kraftaufnehmer im Frakturspalt die Menge der Kompression kontrollieren zu können, wurde ebenfalls verworfen. Im Gegensatz zu einer denkbaren Stabilisierung von zwei direkt aufeinander setzbaren hohlen Plastikzylindern erfolgt beim Leichenknochen trotz möglichst identischer senkrechter Osteotomie die Annäherung der Frakturflächen nie wirklich Stoß auf Stoß. Im Gegenteil bewirkt gerade der Nagel durch die Kräfte, die er auf beide Frakturanteile bringt, dass sich diese Flächen nur punktuell annähern. Zum Zeitpunkt eines bestehenden Knochenkontaktes, beispielsweise an der dorsalen Kortikalis, existiert an jener ventralen Kortikalis noch eine weite Distanz der Frakturflächen. Somit muss man davon ausgehen, dass während des gesamten interfragmentären Kompressionsprozesses an unterschiedlichen Stellen der Frakturflächen sehr unterschiedliche Druckverhältnisse herrschen.

Bei unserem definitiven Versuchsaufbau haben wir uns schließlich diesbezüglich vom klinischen Entscheidungsfindungsprozess leiten lassen. Unter Nutzung der Skala auf dem Kompressionsgerät haben wir generell für die aufzubringende Kompression eine Strecke von 4 mm nach manuell hergestellter Berührung der Frakturflächen festgesetzt. Dies stellt einen Kompromiss zwischen Praktikabilität und wissenschaftlichem Anspruch dar.

6.4.4
Besonderheiten bei Versuchskategorie 3 – Insertionsloch

Kritiker der retrograden Insertionstechniken, sei es für die Ender- oder Bündelnagelung (Abb. 58 und 59), sei es für die Verriegelungsnagelung des Humerusschaftes (Abb. 60), fürchten die destabilisierende Wirkung des Insertionsloches. Man vermutet, dass die Ausfräsung der distalen dorsalen Kortikalis – für den UHN auf einer Länge von 2 cm und Breite von 1 cm – das Risiko iatrogener zusätzlicher distaler Frakturen in nicht akzeptabler Weise erhöhen könnte.

Der Versuchsaufbau zur biomechanischen Untersuchung des Einflusses dieses Insertionsloches auf die Stabilität des Humerus gestaltet sich einfacher im Vergleich zu den beiden vorigen Kategorien. Eine Osteotomie ist nicht notwendig. Jeweils einer der beiden paarigen Humeri konnte nach der oben beschriebenen allgemeinen Vorbereitung direkt für die Einbettung in PMMA vorbereitet werden.

Der jeweils andere Humerus erhielt vor Einbettung an definierter Stelle, wie unter 6.3 beschrieben, die distal-dorsale Ausfräsung, um ein den anderen Versuchen identisches Insertionsloch zu schaffen (Abb. 61 und 62). Die weitere Vorgehensweise war wieder analog den Kategorien 1 und 2.

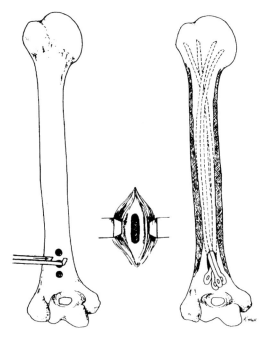

Abb. 58. Bohrung des distalen Insertionsloches für die retrograde Ender-Nagelung (Hall 1987)

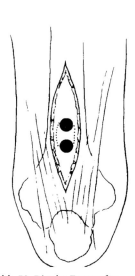

Abb. 59. Distaler Zugang für die retrograde Hackethal-Nagelung mit zwei 6,4-mm-Bohrungen und deren Vereinigung (Durbin 1983)

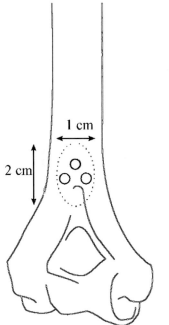

Abb. 60. Bohrungen und ovale Ausfräsung des Insertionsloches, wie sie in allen Experimenten und in der klinischen Anwendung für den UHN und den Russell-Taylor-Nagel durchgeführt wurden

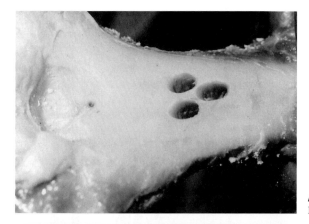

Abb. 61. Bohrung der drei
Insertionslöcher im Experiment

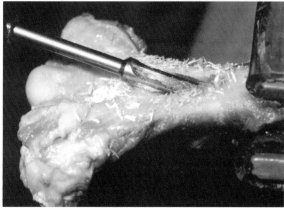

Abb. 62. Ausfräsen des Insertionsloches im Experiment

6.5
Versuchsablauf

6.5.1
Vorversuche

Im Vorfeld der Versuche galt es abzuklären, ob der unter 6.4 beschriebene Versuchsaufbau zuverlässig durchführbar war. Wenn auch die Implantationstechnik aus der
Klinik bekannt und vertraut war, musste zunächst das Osteotomiemodell überprüft
werden. Es zeigte sich, dass es exakt reproduzierbar war. Auch wurde die Einstellung
des Osteotomiespaltes zunächst am Leichenknochen vor den eigentlichen Versuchen
geübt und standardisiert. Zu diesen Vorversuchen hatten wir die unter 6.2 beschriebenen Humeruspaare mit Formalin vorbehandelter Leichen verwendet.

Bei der Nagelimplantation zeigte sich, dass bei Einsatz des Russell-Taylor-Nagels
in einigen Fällen am Oberrand des Insertionsloches Kortikalislamellen ausgesprengt
und Fissuren entstanden waren. Dies führte dazu, dass in den meisten Fällen bei die-

sem Nagel bis zur Osteotomieposition auf 10 mm aufgebohrt wurde, was mit der vom Hersteller propagierten Operationstechnik konform geht.

Für den UHN ergab sich lediglich in Einzelfällen die Notwendigkeit, den Isthmus mittels Handbohrer auf 9 mm zu erweitern. Auch dies ist seitens der implantatspezifischen Empfehlung zur Insertionstechnik als statthaft anzusehen.

Weitere Vorversuche dienten zur Übung und Standardisierung des Zusägemodus an Humeruskopf und Kondylenregion wie auch deren Einbettung, wie unter 6.4 beschrieben.

Wichtig war es, durch Vorversuche an Humeri, welche nicht in die Versuche einbezogen wurden, zu klären, welchen Belastungen alle Versuchshumeri einheitlich ausgesetzt werden sollten. Aus vergleichbaren klinischen Studien waren hier keine verlässlichen Daten zu entnehmen (Brand 1996; Dalton 1993; Henley 1991; Schopfer 1994; Zimmerman 1994). Es galt, für Biegung und Druckbelastung maximale Lasten einzusetzen, die den elastischen Bereich nicht überschreiten. Da im Anschluss mit den gleichen Humeri Torsionsversuche ausgeführt werden sollten, durfte bei den Biege- und Druckversuchen weder der plastische Bereich noch ein Versagen des Knochen-Nagel-Bolzen-Systems eintreten. Andererseits mussten die maximalen Lasten und Drehmomente physiologische Belastungen repräsentieren und durften nicht zu gering gewählt werden, um eine Steifigkeitsberechnung im linearen Bereich zu ermöglichen.

Da die Steifigkeit unversehrter Humeri bereits interindividuell stark schwankt, waren den Belastungsmengen enge Grenzen gesetzt.

In den ersten Vorversuchen hatten wir die Last für die Biegung und Druckbelastung zu niedrig gewählt. Die Messkurven lagen in der Regel in Bereichen, die noch den Einschwingvorgang des Systems repräsentieren. Weitere Vorversuche ergaben für die Biegebelastung 450 N als sinnvollen Maximalwert. Die Druckbelastung hatten wir aufgrund der Beobachtungen auf 1000 N festgelegt. Diese Werte bedingten, dass die Verformung aller Humeri im elastischen Bereich blieb und initiale Systemschwankungen ausgeglichen waren.

Unter Torsion zeigte sich, dass einzelne Humeri bereits bei Drehmomenten von etwas mehr als 8 Nm Frakturen aufwiesen. Dementsprechend hatten wir 8 Nm als Obergrenze der nichtdestruktiven Torsionbelastung festgeschrieben. Die anschließende Torsion zum Bruch war lediglich durch die Tatsache begrenzt, dass die Torsionsmaschine nicht mehr als 95° torquieren konnte.

6.5.2
Versuche

Nach kompletter Vorbereitung und deren radiologischer Dokumentation (Abb. 63) standen je nach Versuchskategorie Humeri mit Querosteotomie und Verriegelungsnagelung, Humeri mit isoliertem Insertionsloch oder intakte Humeri zur Verfügung, die proximal und distal in standardisierte PMMA-Zylinder eingebettet waren. Während der nun folgenden Versuche wurde die gesamte, von den PMMA-Zylindern nicht verdeckte Diaphyse mit in Ringer-Lösung getränkten Tüchern feucht gehalten.

Bei jedem Humerus begannen die Versuche mit der Messung der Verformung unter Biegebelastung in anterior-posteriorer Ebene unter Vier-Punkte-Biegung. Nach Lockern der Zylinderhaltungen wurden die Humeri um 90° gedreht, refixiert

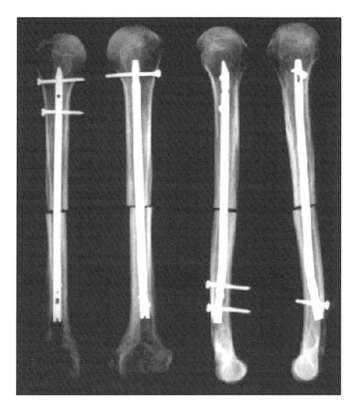

Abb. 63. Radiologische Dokumentation eines Humeruspaares nach Implantation der Verriegelungsnägel. *Von links nach rechts:* UHN a.-p., RT a.-p., UHN seitlich, RT seitlich. Die Bolzenüberstände sind im Gegensatz zum klinischen Einsatz im Experiment bedeutungslos

und identisch in mediolateraler Biegerichtung belastet. Um grobes Spiel aus der Aufhängevorrichtung zu entfernen, wurde eine Vorlast von 10 N vor der ersten Messung eingestellt. Daran schlossen sich konsekutiv 15 Belastungen und Messungen der Knochen-Nagel-Bolzen-Konstrukte (Kategorien 1 und 2) bzw. der Knochen alleine (Kategorie 3) jeweils bis 450 N an. Die ersten 5 Messungen wurden verworfen, die Messungen 6–15 in die Steifigkeitsberechnungen eingebracht (Abb. 64).

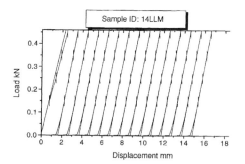

Abb. 64. Originaldiagramm nach mediolateraler Vier-Punkte-Biegung eines mit UHN ohne Kompression fixierten Humerus, erstellt in der Materialprüfungsmaschine (Instron)

Nach Lösen der Humeri aus den Einspannbacken der Vier-Punkte-Biegevorrichtung wurde in den Versuchskategorien 2 und 3 die Materialprüfmaschiene dahingehend umgebaut, dass anstelle dieser Biegevorrichtung die für die Druckmessungen vorgesehenen vertieften Teller und darauf die Humeri senkrecht eingebracht wurden. Hier schlossen sich konsekutiv 5 Belastungen und Messungen der Knochen-Nagel-Bolzen-Konstrukte (Kategorie 2) bzw. der Knochen alleine (Kategorie 3) jeweils bis 1000 N bei 10 N Vorlast an. Die ersten 2 Messungen wurden verworfen, die Messungen 3-5 in die Steifigkeitsberechnungen eingebracht. Die Beschränkung auf jeweils 5 Messungen sollte sicherstellen, dass die Knochen-Implantat-Konstrukte unversehrt in die für uns Priorität besitzenden Torsionsmessungen eingehen konnten. Zur statistischen Berechnung der Drucksteifigkeiten war diese Messanzahl ausreichend.

Nach Entfernung der Humeri aus der Instron-Prüfmaschine folgte direkt die senkrechte Einspannung in der hydraulischen Torsionsprüfmaschine. Die anschließende Torsionsbelastung wurde 15mal bis 8 Nm geführt. Die abschließende Messung führte dann bewusst zum Versagen des Konstruktes. War ein Versagen bei der maxi-

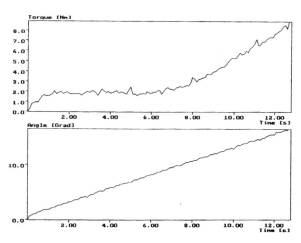

Abb. 65. Diagramm einer einzelnen Torsionsbelastung eines mit nicht komprimiertem UHN versorgten osteotomierten Humerus, limitiert auf 8 Nm. Der elastische Bereich beginnt bei ca. 2 Nm und wird nicht verlassen. Das Drehmoment ist oben, der Auslenkungswinkel unten in Abhängigkeit von der Zeit dargestellt

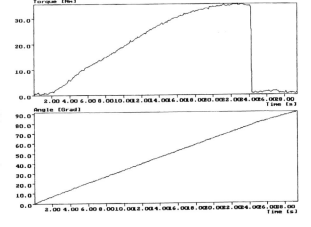

Abb. 66. Diagramm einer einzelnen Torsionsbelastung eines mit nichtkomprimiertem UHN versorgten osteotomierten Humerus bis zum Versagen. Der elastische Bereich wird bei 35,8 Nm verlassen. Das Drehmoment ist oben, der Auslenkungswinkel unten in Abhängigkeit von der Zeit dargestellt

malen Winkelauslenkung von 95° nicht gegeben, musste dieser Maximalwinkel und sein dazugehöriges Drehmoment dokumentiert werden.

Die ersten 5 Messungen wurden bei der Steifigkeitsberechnung nicht verwertet. Die hydraulische Torsionsmaschine stellt über das mit ihr verbundene PC-System Rohdaten zur Weiterverarbeitung und Drehmoment-Auslenkungs-Kurven bereit, welche hier allerdings immer eine Einzelmessung repräsentieren (Abb. 65 und 66).

6.6
Statistische Verarbeitung der Messdaten

Nach Berechnung der relevanten Messergebnisse aus den einzelnen Rohdaten konnten diese tabellarisch geordnet einer statistischen Auswertung zugeführt werden.

Zwar waren die Ergebnisse bereits mit der Tabellenkalkulation Excel (Microsoft Corp., Version 7.0) bezüglich des Medians, Mittelwerts und der Standardabweichung untersucht worden, jedoch sollten sowohl diese Parameter wie auch die Berechnung statistischer Signifikanzen durch einen professionellen Statistiker erfolgen.

Diese Berechnungen wurden im Institut für Medizinische Statistik und Dokumentation (IMSD) der Johannes-Gutenberg-Universität (Direktor: Univ.-Prof. Dr. J. Michaelis) mit Hilfe der Software SAS durchgeführt.

Die bewerteten Einzelmessungen wurden zunächst im Einzelpaarvergleich untersucht. Hierzu erfolgte die Varianzanalyse (ANOVA) innerhalb jedes einzelnen Paares auf einem Signifikanzniveau von $\alpha = 0{,}05$ unter der Annahme der Normalverteilung für jede errechnete Variable.

In der Folge wurden dann zusätzlich entsprechende Gruppenvergleiche angeschlossen. Für jede Variable wurden die Paare gemeinsam unter gleichen Bedingungen in Varianzanalysen mit festen und zufälligen Effekten verglichen. Feste Effekte sind durch die Verschiedenheit der Nägel verursacht, zufällige Effekte durch die Verschiedenartigkeit der Knochenpaare.

Die Torsionstestung bis zum Bruch ergab logischerweise für jeden Knochen lediglich einen Wert, so dass hier die Auswertung mittels eines verbundenen Wilcoxon-Tests für paarige Stichproben erfolgte.

Zur Überprüfung der Gleichheit innerhalb der einzelnen Paare vor der Präparation für die Versuche wurden die im computertomographischen Densiscan ermittelten Werte im t-Test für verbundene Stichproben und dem Zweistichproben-t-Test unter der Annahme gleicher Varianzen verglichen.

7 Ergebnisse

7.1
Biege- und Torsionseigenschaften des UHN im Vergleich zum Russell-Taylor-Nagel

Aufgrund der Tatsache, dass der Russell-Taylor-Humerusnagel (RT) keine statische Verriegelung ermöglicht, sondern die Verriegelungsschraube proximal einzeln in der Mitte eines Verriegelungsschlitzes platziert ist, konnten keine Druck- oder Zugmessungen durchgeführt werden. Ein dafür erforderliches „Gap" würde im Gegensatz zum UHN beim Druckversuch geschlossen, beim Zugversuch vergrößert. Somit werden in dieser ersten Versuchskategorie die Ergebnisse der Vier-Punkte-Biegung in zwei Ebenen, der Torsion und der Torsion zum Bruch dargestellt.

Sämtliche 12 Humeruspaare wurden in diesen vier Versuchsmodi jeweils 15 Einzelmessungen unterzogen. Die Messungen 1–5 wurden verworfen, um ein initiales Rutschen der Versuchsanordnung nicht in die Ergebnisse einzubringen. Die folgenden Ergebnisse repräsentieren die Mittelwerte der restlichen zehn Messungen und der Standardabweichungen (Blum 1999b). Die zugrunde liegende Berechnung der Steifigkeiten ist unter 3.2 „Grundlagen der Biomechanik langer Röhrenknochen" beschrieben.

7.1.1
a.-p.-Biegung

Die Messung der Biegesteifigkeit unter Vier-Punkte-Biegung in anterior-posteriorer Richtung ergibt im einzelnen Paarvergleich, wie auch in der gesamten Gruppe der 12 Paare in vielen Fällen niedrigere Werte im Vergleich zur Vier-Punkte-Biegung in mediolateraler Richtung. Der RT zeigt lediglich in Paar 5 etwas höhere Steifigkeitswerte in anterior-posteriorer Richtung (8,88 ± 0,07 Nm/° zu 8,40 ± 0,05 Nm/°). Der UHN präsentiert in der Paaren 2, 3, 6 und 11 eine ähnliche Relation.

Bedeutsamer gestalten sich die Ergebnisse beim Vergleich innerhalb der Paare bei der Messung in anterior-posteriorer Richtung zwischen UHN und RT. Hier finden sich durchwegs größere Steifigkeiten in der Gruppe RT. Dies stellt sich sowohl innerhalb der einzelnen Paare wie auch im Vergleich der kompletten 12 Paare dar. Im Gesamtgruppenvergleich, dessen Ergebnis innerhalb dieser Studie die größte Relevanz besitzt, ist dieser Unterschied mit einem p-Wert von < 0,0001 statistisch relevant (Abb. 67).

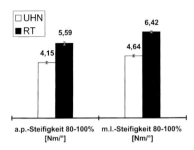

Abb. 67. Gruppenvergleich zwischen UHN und RT bei den Paaren 1–12 in der Vier-Punkte-Biegung. Hierbei signifikant höhere Steifigkeiten des RT (p < 0,0001). Zahlenangabe der Mittelwerte, Standardabweichungen der Mittelwerte ($\overline{X}$:I)

Der RT zeigt hier eine Steifigkeit von 5,59 $\pm$ 0,10 Nm/°, der UHN von 4,51 $\pm$ 0,09 Nm/°. Gleiche Signifikanzen finden wir in den Einzelpaarvergleichen, mit Ausnahme von Paar 9, wo das Signifikanzniveau bei p = 0,0025 liegt.

7.1.2
m.-l.-Biegung

Die Messung der Biegesteifigkeit unter Vier-Punkte-Biegung in mediolateraler Richtung ergibt im einzelnen Paarvergleich wie auch in der gesamten Gruppe der 12 Paare in vielen Fällen höhere Werte im Vergleich zur Vier-Punkte-Biegung in anteriorposteriorer Richtung. Die Ausnahmen sind bereits in 7.1.1 beschrieben.

Die Ergebnisse beim Vergleich innerhalb der Paare bei der Messung in mediolateraler Richtung zwischen UHN und RT gestalten sich auch wieder bedeutsamer. Hier finden sich ausnahmslos größere Steifigkeiten in der Gruppe RT. Dies stellt sich sowohl innerhalb der einzelnen Paare wie auch im Vergleich der kompletten 12 Paare dar.

Im Gesamtgruppenvergleich, dessen Ergebnis innerhalb dieser Studie die größte Relevanz besitzt, ist dieser Unterschied mit einem p-Wert von < 0,0001 statistisch relevant (Abb. 67). Der RT zeigt hier eine Steifigkeit von 6,42 $\pm$ 0,07 Nm/°, der UHN von 4,64 $\pm$ 0,08 Nm/°. Gleiche Signifikanzen finden wir in den Einzelpaarvergleichen.

7.1.3
Torsion

Die wichtigsten Eckpunkte in der Beschreibung des Verhaltens unter Torsion waren die Winkelabweichungen bei den Drehmomenten 4 Nm, 6 Nm und 8 Nm sowie deren Steifigkeiten (Nm/°). Den stabilisierten Zustand des Knochen-Implantat-Konstrukts gibt die Steifigkeit im linearen Bereich, berechnet als Steigung der Belastungskurve im Bereich von 75–100% des maximalen Drehmomentes an, welche allerdings als relatives Maß zu sehen ist und initiale Winkelauslenkungen nicht berücksichtigt. Bezüglich aller Ergebnisse dieser oben beschriebenen Eckpunkte mit Ausnahme des linearen Bereiches fanden sich signifikante Unterschiede zwischen den beiden Nagelsystemen, bei den meisten von p < 0,0001.

Als Bereich mit geringer Aussagekraft müssen Belastungen bis etwa 2 Nm eingestuft werden. Die dortigen Schwankungen sprechen für eine Festigungphase des

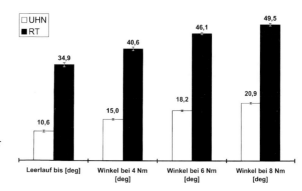

Abb. 68. Gruppenvergleich
Humeri mit UHN und mit RT.
Mittelwerte und Standardfehler
der Auslenkungswinkel unter
Torsion; jeweils Signifikanz
p < 0,0001

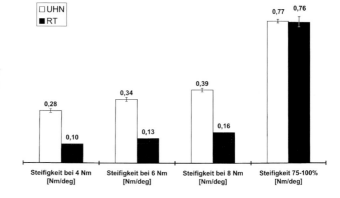

Abb. 69. Gruppenver-
gleich Humeri mit UHN
und mit RT. Mittelwerte
und Standardfehler der
Torsionssteifigkeiten;
jeweils Signifikanz
(p < 0,0001) bei 4 Nm,
6 Nm und 8 Nm, keine
Signifikanz (p = 0,0755)
im linearen Bereich
(75–100%)

gesamten Systems im Sinne einer Leerlaufphase. Hier durchläuft der RT im Mittel
einen Auslenkungsbereich von 34,9° ± 0,7°, der UHN hingegen von 10,6° ± 0,4°.

Unter einem Drehmoment von 4 Nm zeigen sich sehr deutliche Unterschiede zwischen dem RT mit einem Winkel von 40,6° und dem UHN mit 15,0°. Bei gesteigertem
Drehmoment von 6 Nm und 8 Nm zeigt sich ein Verhältnis von 46,1° zu 18,2° bzw.
von 49,5° zu 20,9° (Abb. 68).

Die daraus errechneten Steifigkeiten weisen ebenfalls deutliche Signifikanz auf:
der UHN liegt bei einem 4-Nm-Drehmoment mit 0,28 Nm/° deutlich über dem RT
mit 0,10 Nm/°. Bei 6 Nm finden wir das Verhältnis 0,34 Nm/° zu 0,13 Nm/°, bei 8 Nm
das Verhältnis 0,40 Nm/° zu 0,16 Nm/°.

Weniger eindeutig erweist sich der Vergleich der Steifigkeit im linearen Bereich
zwischen beiden Nagelsystemen, wenn man die Steigung der Verformungskurve im
Bereich von 75–100% des maximalen Drehmomentes betrachtet. Da hier durch die
Subtraktion relativer Winkelauslenkungen die initialen Unterschiede in der Auslenkung sich wegkürzen, liegen diese Werte für beide Systeme in einer ähnlichen Größenordnung.

Im Gesamtgruppenvergleich bietet der UHN diesbezüglich eine Steifigkeit von
0,77 ± 0,01 Nm/°, der RT von 0,76 ± 0,03 Nm/°. Bei einem p von 0,0755 sind die
Unterschiede nicht signifikant. So finden sich innerhalb der Paare solche mit etwas
höheren linearen Steifigkeiten beim RT (Paare 1, 2, 12), wie auch umgekehrt (Abb. 69).

7.1.4
Torsion zum Bruch

Die Ergebnisse der Messungen von Torsionsmoment und Auslenkungswinkel zum
Zeitpunkt des Bruches geben Aufschluss über das Bruchverhalten des betreffenden
Humerus im Zusammenspiel mit dem implantierten Nagelsystem.

Beim Vergleich der beiden Gesamtgruppen kommt der UHN bei einem Auslenkungswinkel 55,6° ± 12,7°, der RT bei 87,2° ± 10,7° zum Bruch. Bei Anwendung des
verbundenen t-Tests findet sich hier eine mittlere Differenz RT–UHN von
30,5° ± 15,3°, was ein statistisch signifikantes Verhalten mit p < 0,0001 zeigt.

Die Diskrepanz im Auslenkungsverhalten beider Nageltypen unter gleichen Drehmomenten wird verdeutlicht, wenn man deren Drehmoment-Auslenkungskurven in
einem gemeinsamen Diagramm aufzeichnet (Abb. 70).

Bei Betrachtung des korrespondierenden Torsionsmomentes im Augenblick des
Bruches zeigt sich in allen Fällen, dass die mit UHN stabilisierten Humeri erst bei
einem höheren Torsionsmoment frakturieren (Abb. 70). Im Mittel liegt dies in der
UHN-Gruppe bei 24,0 ± 7,8 Nm, in der RT-Gruppe bei 13,9 ± 3,9 Nm. Bei Anwendung des verbundenen t-Tests findet sich hier eine mittlere Differenz, hier UHN-RT,
von 9,9 Nm ± 6,5 Nm, was ein statistisch signifikantes Verhalten mit p = 0,0002 zeigt
(Abb. 71).

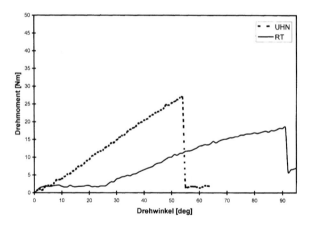

Abb. 70. Kombinierte Drehmoment-Auslenkungskurven
eines Humeruspaares als Beispiel für das unterschiedliche
initiale Auslenkungsverhalten

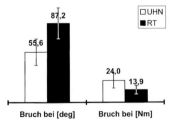

Abb. 71. Gruppenvergleich Humeri mit UHN und mit RT.
Mittelwerte und Standardfehler der Torsion zum Bruch
bezogen auf Auslenkungswinkel (deg) und Drehmoment
(Nm)

Die Winkelauslenkung war bis zu einem Bereich von 95° maximal möglich, was durch die Konstruktion der Torsionsprüfmaschine vorgegeben war. Es bleibt zu erwähnen, dass fünf der mit dem RT stabilisierten Humeri (Paare 1, 2, 5, 11, 12) hierunter nicht zum Bruch kamen. Wie ihn ähnlichen Studien üblich, haben wir damit die Marke 95° als Versagenspunkt eingesetzt.

Im Paar 5 kam es bei dem UHN bei Erreichen einer Auslenkung von 78,1° zum Nagelbruch im proximalsten Verriegelungsloch an der Nagelspitze unter Einwirkung eines Drehmomentes von 35,2 Nm.

7.2
Biege-, Kompressions- und Torsionseigenschaften des UHN mit interfragmentärer Kompression im Vergleich zum UHN ohne interfragmentäre Kompression

Da in der Versuchskategorie 2 der Russell-Taylor-Humerusnagel (RT) nicht mehr zum Einsatz kam, sondern in beiden Humeri jeweils der statisch verriegelte UHN, konnten hier auch Druckmessungen durchgeführt werden. Das aus Versuchskategorie 1 bekannte „Gap" wurde selbstverständlich nur bei einem der beiden Humeri jeweils beibehalten, der andere wurde mit Hilfe des Kompressionsgerätes interfragmentär komprimiert. Somit werden in dieser zweiten Versuchskategorie die Ergebnisse der Vier-Punkte-Biegung in zwei Ebenen, der Druckbelastung, der Torsion und der Torsion zum Bruch dargestellt.

Sämtliche 7 Humeruspaare wurden in diesen 4 Versuchsmodi außer der Druckbelastung jeweils 15 Einzelmessungen unterzogen. Die Messungen 1–5 wurden verworfen, um ein initiales Rutschen der Versuchsanordnung nicht in die Ergebnisse einzubringen. Die folgenden Ergebnisse repräsentieren die Mittelwerte der restlichen 10 Messungen und der Standardabweichungen. Bei den Druckbelastungsversuchen wurden jeweils 5 Messungen durchgeführt, wovon die ersten beiden verworfen und nicht in den hier dargestellten Ergebnissen berücksichtigt wurden. Die zugrunde liegende Berechnung der Steifigkeiten ist in Abschn. 3.2 „Grundlagen der Biomechanik langer Röhrenknochen" beschrieben.

7.2.1
a.-p.-Biegung

Die Messung der Biegesteifigkeit der nichtkomprimierten Humeri unter Vier-Punkte-Biegung in anterior-posteriorer Richtung ergibt im einzelnen Paarvergleich wie auch in der gesamten Gruppe der 7 Paare in allen Fällen niedrigere Werte im Vergleich zur Vier-Punkte-Biegung in mediolateraler Richtung. Hingegen lässt sich dieser Trend bei jenen Humeri, bei welchen interfragmentäre Kompression eingesetzt wurde, nicht bestätigen. Hier finden sich 3 Humeri (2, 6, 7) mit höherer Steifigkeit in m.-l.-Biegung und 4 Paare (1, 3, 4, 5) mit höherer Steifigkeit in a.-p.-Biegung.

Beim Vergleich innerhalb der Paare bei der Messung in anterior-posteriorer Richtung zwischen UHN mit und ohne Kompression finden sich durchwegs größere Steifigkeiten in der Gruppe mit Kompression.

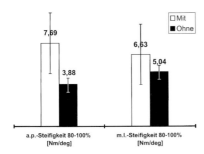

Abb. 72. Gruppenvergleich zwischen UHN mit und ohne interfragmentäre Kompression bei den Paaren 1–7 in der Vier-Punkte-Biegung. Hierbei signifikant höhere Steifigkeiten des UHN mit Kompression (p < 0,0001). Zahlenangabe der Mittelwerte, Standardabweichungen der Mittelwerte (s $\overline{X}$:I)

Dies stellt sich sowohl innerhalb der einzelnen Paare wie auch im Vergleich der kompletten 7 Paare dar. Im Gesamtgruppenvergleich, dessen Ergebnis innerhalb dieser Studie die größte Relevanz besitzt, ist dieser Unterschied mit einem p-Wert von < 0,0001 statistisch relevant.

Die Gruppe mit Kompression zeigt hier eine Steifigkeit von 7,69 ± 3,41 Nm/°, jene ohne Kompression von 3,88 ± 0,69 Nm/° (Abb. 72). Gleiche Signifikanzen finden wir in den Einzelpaarvergleichen.

7.2.2
m.-l.-Biegung

Die Messung der Biegesteifigkeit unter Vier-Punkte-Biegung in mediolateraler Richtung ergibt im einzelnen Paarvergleich, wie auch in der gesamten Gruppe der 7 Paare mit Kompression, in vielen Fällen niedrigere Werte im Vergleich zur Vier-Punkte-Biegung in anterior-posteriorer Richtung, ohne Kompression liegen sie höher.

Bei den Ergebnissen des Vergleichs innerhalb der Paare bei der Messung in mediolateraler Richtung zwischen UHN mit und ohne Kompression finden sich bis auf Paar 1 größere Steifigkeiten in der Gruppe mit Kompression. Im Gesamtgruppenvergleich, dessen Ergebnis innerhalb dieser Studie die größte Relevanz besitzt, ist dieser Unterschied mit einem p-Wert von < 0,0001 statistisch relevant (Abb. 72).

Der UHN mit Kompression zeigt hier eine Steifigkeit von 6,63 ± 2,25 Nm/°, der UHN ohne Kompression von 5,04 ± 0,49 Nm/°. Gleiche Signifikanzen finden wir in den Einzelpaarvergleichen 2,3,4,5 und 6. Paar 7 ist mit einem p von 0,0007 noch signifikant, bei Paar 1 besteht die Signifikanz in umgekehrter Relation.

7.2.3
Druckbelastung

Der Vergleich von Humeri mit und ohne interfragmentäre Kompression unter Druckbelastung bestätigt den bereits vor dem Experiment plausiblen Sachverhalt, dass eine Querfrakturversorgung mit breitflächiger Abstützung sich wesentlich steifer verhält als eine Fixation mit bleibendem weitem Frakturspalt, der hier durch das Gap simuliert wird.

Dementsprechend ergaben die Messungen sowohl in allen Paaren wie auch im Vergleich der gesamten Gruppen signifikant höhere Steifigkeiten bei jenen Humeri, die mit interframentärer Kompression versorgt wurden (Abb. 73). In der Gesamt-

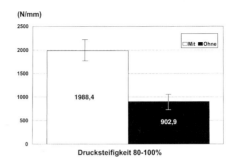

Abb. 73. Gruppenvergleich zwischen UHN mit und ohne interfragmentäre Kompression bei den Paaren 1–7 in der Druckbelastung. Hierbei signifikant höhere Steifigkeiten des UHN mit Kompression (p < 0,0001). Zahlenangabe der Mittelwerte, Standardabweichungen der Mittelwerte (s $\overline{X}$:I)

gruppe zeigt sich hier eine mehr als doppelt so hohe Steifigkeit von 1988,4 ± 274,9 N/mm, verglichen mit jenen Humeri ohne interfragmentäre Kompression mit 902,9 ± 336,5 N/mm.

7.2.4
Torsion

Analog der Versuchskategorie 1 sind auch in dieser Versuchsreihe als wichtigste Eckpunkte in der Beschreibung des Verhaltens unter Torsion die Winkelabweichungen bei den Torsionsmomenten 4 Nm, 6 Nm und 8 Nm sowie deren Steifigkeiten (Nm/°) anzusehen. Den stabilisierten Zustand des Knochen-Implantat-Konstrukts gibt ebenfalls die Steifigkeit im linearen Bereich an, berechnet als Steigung der Belastungskurve im Bereich von 75–100% des maximalen Momentes, welche allerdings als relatives Maß zu sehen ist und auch hier initiale Winkelauslenkungen nicht berücksichtigt.

Mit Ausnahme der Relativberechnung im linearen Bereich fanden sich im Gruppenvergleich signifikante Unterschiede zwischen der Nagelfixation mit bzw. ohne interfragmentäre Kompression von p < 0,0001 bei einem Niveau von α = 0,05 (Abb. 74 und 75). Hier zeigt das komprimierte Verfahren deutlich höhere Werte.

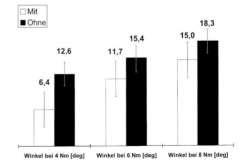

Abb. 74. Gruppenvergleich zwischen UHN mit und ohne interfragmentäre Kompression. Mittelwerte und Standardabweichungen der Mittelwerte der Auslenkungswinkel unter Torsion; jeweils Signifikanz (p < 0,0001)

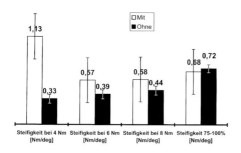

Abb. 75. Gruppenvergleich zwischen UHN mit und ohne interfragmentäre Kompression. Gesamtgruppe: Mittelwerte und Standardabweichungen der Mittelwerte der Torsionssteifigkeiten – jeweils Signifikanz (p < ,0001) bei 4 Nm, 6 Nm und 8 Nm, keine Signifikanz in der Relativberechnung des linearen Bereiches

Lediglich bei den Paaren 3, 4 und 5 ergaben sich im Einzelvergleich bei einzelnen Parametern niedrigere Signifikanzniveaus.

Auch hier müssen Belastungen bis etwa 2 Nm als Bereich mit geringer Aussagekraft eingestuft werden. Die dortigen Schwankungen sprechen ebenfalls für eine Festigungsphase des gesamten Systems im Sinne einer Leerlaufphase.

Bei Applikation eines Torsionsmomentes von 4 Nm zeigen sich sehr deutliche Unterschiede zwischen dem interfragmentär komprimiertem UHN mit einem Winkel von 6,4° und dem nichtkomprimierten UHN mit 12,6°. Bei gesteigertem Moment von 6 Nm und 8 Nm zeigt sich ein Verhältnis von 11,7° zu 15,4° bzw. von 15,0° zu 18,3° (Abb. 74). Die daraus errechneten Steifigkeiten weisen ebenfalls deutliche Signifikanz auf: der komprimierte UHN liegt bei einem 4-Nm-Torsionsmoment mit 1,13 Nm/° deutlich über dem nichtkomprimierten UHN mit 0,33 Nm/°. Bei 6 Nm finden wir das Verhältnis 0,57 Nm/° zu 0,39 Nm/°, bei 8 Nm das Verhältnis 0,58 Nm/° zu 0,44 Nm/° (Abb. 75).

7.2.5
Torsion zum Bruch

Das Bruchverhalten der Humeri, welche mit und ohne interfragmentäre Kompression versorgt wurden, konnte durch Messung und Aufzeichnung von Auslenkungswinkel und Torsionsmoment zum Zeitpunkt des Bruches dokumentiert werden. Allerdings wurden hierbei keine signifikanten Unterschiede, weder bezüglich des Momentes noch des Auslenkungswinkels, ermittelt.

Im Gegensatz zum Vergleich zwischen Russell-Taylor-Nagel und UHN waren die Unterschiede meist gering und auch teilweise gegenläufig.

Bei Anwendung des verbundenen t-Tests findet sich hier eine mittlere Differenz des Auslenkungswinkels von UHN mit zu UHN ohne Kompression von 6,3° ± 19,3°, was mit p = 0,42 nicht statistisch signifikant ist. Ebenso ist die mittlere Differenz des Drehmomentes von UHN mit Kompression zu UHN ohne Kompression von 1,0° ± 4,9° mit p = 0,60 nicht statistisch signifikant.

7.3
Biege-, Kompressions- und Torsionseigenschaften des intakten Humerus im Vergleich zum Humerus mit distaler Insertionslochbohrung zur retrograden Marknagelung

Da in der Versuchskategorie 3 intakte Humeri gegen solche mit einem ausgefrästen Insertionsloch ohne Osteotomie und somit ohne „Gap" getestet wurden, konnten hier ebenfalls Druckmessungen durchgeführt werden. Somit werden in dieser dritten Versuchskategorie die Ergebnisse der Vier-Punkte-Biegung in zwei Ebenen, der Druckbelastung, der Torsion und der Torsion zum Bruch dargestellt. Die Anordnung der Einzelmessungen erfolgte analog zur Versuchskategorie 3.

7.3.1
a.-p.-Biegung

Die Messung der Biegesteifigkeit unter Vier-Punkte-Biegung in anterior-posteriorer Richtung ergibt im einzelnen Paarvergleich, wie auch in der gesamten Gruppe der 12 Paare in den meisten, aber nicht allen Fällen niedrigere Werte im Vergleich zur Vier-Punkte-Biegung in mediolateraler Richtung.

Interessant ist, dass die Ergebnisse beim Vergleich innerhalb der Paare bei der Messung in anterior-posteriorer Richtung zwischen Humerus mit und ohne Insertionsloch keine eindeutige Tendenz zeigen. So finden sich teilweise größere Steifigkeiten in der Gruppe mit Insertionsloch (Paar 1, 2, 3, 7, 10). Genauso treten bei einigen Paaren größere Steifigkeiten in der Gruppe ohne Insertionsloch auf (Paar 4, 5, 6, 8, 9, 11, 12). Mit Ausnahme der Paare 9 und 12 besteht im Einzelvergleich ansonsten keine statistische Signifikanz.

Im Gesamtgruppenvergleich zeigt die Gruppe mit Insertionsloch eine Steifigkeit von $9{,}79 \pm 1{,}41\,\text{Nm}/°$, jene ohne Insertionsloch von $9{,}91 \pm 1{,}21\,\text{Nm}/°$.

Durch die gegenläufigen Verteilungen der Steifigkeiten lässt sich hier keine signifikant höhere Steifigkeit der unversehrten Humeri im Vergleich zu jenen mit Insertionslochbohrung finden.

7.3.2
m.-l.-Biegung

Die Messung der Biegesteifigkeit unter Vier-Punkte-Biegung in mediolateraler Richtung ergibt im einzelnen Paarvergleich wie auch in der gesamten Gruppe der 12 Paare in den meisten, aber nicht allen Fällen höhere Werte im Vergleich zur Vier-Punkte-Biegung in anterior-posteriorer Richtung.

Die Ergebnisse beim Vergleich innerhalb der Paare bei der Messung in mediolateraler Richtung zwischen Humerus mit und ohne Insertionsloch gestalten sich uneinheitlich. So finden sich teilweise größere Steifigkeiten in der Gruppe mit Insertionsloch (Paar 2, 3, 5, 8, 10, 11). Genauso treten bei einigen Paaren größere Steifigkeiten in der Gruppe ohne Insertionsloch auf (Paar 1, 4, 6, 7, 9, 12). Mit Ausnahme der Paare 1 und 6 (steifer ohne Insertionsloch) bzw. 3 und 5 (steifer mit Insertionsloch) besteht im Einzelvergleich ansonsten keine statistische Signifikanz.

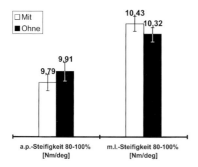

Abb. 76. Gruppenvergleich zwischen UHN mit und ohne Insertionsloch bei den Paaren 1–12 in der Vier-Punkte-Biegung. Hierbei keine signifikant unterschiedliche Steifigkeiten. Zahlenangabe der Mittelwerte, Standardabweichung der Mittelwerte (s$\overline{\text{X}}$:I)

Im Zusammenspiel mit den gegenläufigen Ergebnissen verschiedener Paare kann auch im Gesamtgruppenvergleich kein statistisch signifikanter Unterschied in der m.-l.-Biegesteifigkeit gefunden werden. In der Gesamtgruppe steht hier eine Steifigkeit von 10,43 ± 1,30 Nm/° mit Insertionsloch einer Steifigkeit von 10,32 ± 2,36 Nm/° ohne Insertionsloch gegenüber. Eine Gegenüberstellung der Ergebnisse der Vier-Punkte-Biegung beider Biegerichtungen zeigt Abb. 76.

7.3.3
Kompression

Humeri mit und ohne Insertionsloch zeigten unter Druckbelastung keine wesentlichen Unterschiede hinsichtlich ihrer Steifigkeit. Es fanden sich Paare mit höherer Steifigkeit bei den Humeri mit Insertionsloch (Paare 1, 2, 3, 5, 6, 7, 8, 10, 11) und solche mit höherer Steifigkeit bei den Humeri ohne Insertionsloch (Paare 4, 9, 12). Der Gesamtgruppenvergleich ergab eine leicht höhere Steifigkeit von 2197,5 ± 174,5 Nm/° bei jenen Humeri, die mit einem Insertionsloch versehen wurden (Abb. 77). Der Vergleichswert jener Humeri ohne Insertionsloch lag bei 2118,4 ± 151,3 Nm/°.

Die gegensinnigen Vergleichsergebnisse ergaben keinen Hinweis auf ein signifikant unterschiedliches Steifigkeitsverhalten bei Humeri mit oder ohne Bohrung eines Insertionsloches.

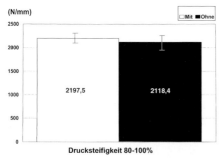

Abb. 77. Gruppenvergleich zwischen UHN mit und ohne Insertionsloch bei den Paaren 1–12 in der Druckbelastung. Hierbei keine signifikant unterschiedlichen Steifigkeiten. Zahlenangabe der Mittelwerte, Standardabweichung der Mittelwerte (s$\overline{\text{X}}$:I)

7.3.4
Torsion

Die Winkelabweichungen bei den Drehmomenten 4 Nm, 6 Nm und 8 Nm sowie deren Steifigkeiten (Nm/°) beschreiben wie in den beiden zuvor dargestellten Versuchskategorien auch in dieser Versuchsreihe das Verhalten der Humeri unter Torsion.

Hier liegen keine Knochen-Implantat-Konstrukte als Untersuchungsobjekte vor, sondern komplette Humeri, welche teilweise durch eine Bohrung in ihrer Stabilität geschwächt sein könnten. Die Steifigkeit im linearen Bereich, berechnet als Steigung der Belastungskurve im Bereich von 75–100% des maximalen Drehmomentes, gilt als gleichrangiger Parameter, verglichen mit der Vier-Punkte-Biegung und dem Druckversuch. Initiale Winkelauslenkungen, wie sie bei den Versuchen mit den Marknägeln auftraten, existieren mangels Osteotomie nicht (Abb. 78).

Es fanden sich höhere Steifigkeiten in der Gruppe mit Insertionsloch wie auch in jener ohne Insertionsloch. Dies gilt sowohl für die Drehmomente 4 Nm, 6 Nm und 8 Nm als auch für die Steifigkeit im linearen Bereich. In Verbindung mit den in den meisten Fällen dazugehörigen nicht signifikanten p-Werten konnte eine deutlich verminderte Torsionssteifigkeit durch die Bohrung eines Insertionsloches nicht nachgewiesen werden (Abb. 79).

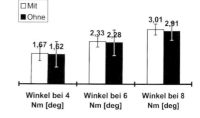

Abb. 78. Gruppenvergleich zwischen UHN mit und ohne Insertionsloch. Mittelwerte und Standardabweichung der Mittelwerte ($s\overline{X}$) der Auslenkungswinkel unter Torsion. Hierbei keine signifikant unterschiedliche Steifigkeiten

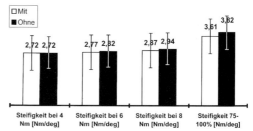

Abb. 79. Gruppenvergleich zwischen UHN mit und ohne Insertionsloch. Mittelwerte und Standardabweichung der Mittelwerte ($s\overline{X}$) der Drehmomente unter Torsion. Hierbei keine signifikant unterschiedliche Steifigkeiten

7.3.5
Torsion zum Bruch

Bei entsprechend höherer Belastung der Knochen bis zum Bruch zeigt sich allerdings ein anderes Verhalten im Vergleich zu den Steifigkeitsmessungen unter Torsion bis 8 Nm. In signifikanter Weise brechen die Humeri mit Insertionsloch bei einer geringeren Winkelauslenkung, verglichen mit jenen ohne Insertionsloch. Im Gesamtgruppenvergleich brechen die Humeri mit Insertionsloch im Mittel bei einem Winkel von 30,4°, jene ohne Insertionsloch bei 41,4° (mittlere Differenz 24,4 ± 9,1°). Bei Paar 6 erfolgte die Torsion des linken Humerus bis zum Bruch, wobei die Torsionsmaschine keine regelrechte Aufzeichnung der Werte lieferte. Dementsprechend konnte dieses Paar zwar bei der Berechnung der Torsionssteifigkeit, aber nicht bei der Auswertung der Torsion zum Bruch berücksichtigt werden.

Betrachtet man das aufgebrachte Torsionsmoment zum Zeitpunkt des Bruches, findet sich eine ähnliche Beziehung. Die Humeri mit Insertionsloch brechen in signifikanter Weise bei einem geringeren Moment, verglichen mit jenen ohne Insertionsloch. Hierbei läuft die Fraktur durch das Insertionsloch.

Im Gesamtgruppenvergleich brechen die Humeri mit Insertionsloch im Mittel bei einem Torsionsmoment von 9,9 Nm, jene ohne Insertionsloch bei 22,8 Nm (mittlere Differenz 12,9 ± 5,7 Nm).

8 Zusammenfassung der Ergebnisse

An paarigen, in Schaftmitte osteotomierten Leichenhumeri findet sich bei der Stabilisierung mit dem *Russell-Taylor-Nagel (RT)* bzw. mit dem *unaufgebohrten Humerusnagel (UHN)* folgendes Steifigkeitsverhalten:

- Sowohl in anterior-posteriorer wie auch mediolateraler Richtung ist die Steifigkeit unter Vier-Punkte-Biegung bei Stabilisierung mit dem RT signifikant höher, wobei in beiden Nagelverfahren die mediolaterale über der anterior-posterioren Steifigkeit liegt.
- Unter Torsionsbelastungen mit Torsionsmomenten von 4 Nm, 6 Nm und 8 Nm werden beim RT signifikant um mehr als das Doppelte höhere Auslenkungswinkel erreicht. Der UHN erzielt hier um mehr als das Doppelte höhere Torsionssteifigkeiten. Die Torsionssteifigkeit im linearen Bereich, nach Herausrechnen des initialen Spiels an der Schnittstelle Knochen-Bolzen-Nagel, ist nicht signifikant unterschiedlich.
- Bei der finalen Torsion zum Bruch entsteht die Fraktur bei jenen mit dem RT stabilisierten Humeri bei weit niedrigerem Torsionsmoment und damit verbundenem höherem Auslenkungswinkel, verglichen mit dem UHN.

Wird die Stabilisierung mit UHN nicht mit der des RT, sondern mit einem weiteren UHN unter zusätzlicher interfragmentärer Kompression der Osteotomie verglichen, so zeigt sich folgendes Steifigkeitsverhalten:

- Durch zusätzliche interfragmentäre Kompression steigt sowohl die Steifigkeit unter Vier-Punkte-Biegung in anterior-posteriorer wie auch mediolateraler Richtung und unter Druckbelastung signifikant an.
- Unter Torsionsbelastungen mit Torsionsmomenten von 4 Nm, 6 Nm und 8 Nm erhöht sich die Torsionssteifigkeit durch interfragmentäre Kompression signifikant. Die Torsionssteifigkeit im linearen Bereich ist nicht signifikant unterschiedlich.
- Bei der finalen Torsion zum Bruch bestehen keine signifikanten Unterschiede. Teilweise entsteht die Fraktur in der Gruppe jener mit UHN und interfragmentärer Kompression stabilisierten Humeri bei niedrigerem Torsionsmoment, teilweise bei höherem Torsionsmoment, verglichen mit jenen ohne interfragmentäre Kompression.

Der Einfluss eines in seiner Größe definierten Insertionsloches für den retrograden Zugang zur Markhöhle auf die Steifigkeiten eines ansonsten unversehrten Leichenhumerus gestaltet sich folgendermaßen:

- In anterior-posteriorer, in mediolateraler Richtung unter Vier-Punkte-Biegung wie auch unter Druckbelastung finden sich keine signifikanten Unterschiede der Steifigkeiten mit oder ohne Insertionsloch. Es zeigen sich bei allen drei Belastungsarten Paare mit höheren Steifigkeitswerten mit Insertionsloch wie auch ohne Insertionsloch, so dass hier keine signifikanten Unterschiede gefunden werden konnten.
- Die Torsionssteifigkeiten unter Torsionsbelastungen mit Torsionsmomenten von 4 Nm, 6 Nm, 8 Nm und im linearen Bereich zeigen mit oder ohne Insertionsloch keine signifikanten Unterschiede.
- Wird hingegen das Torsionsmoment weiter erhöht, findet man bei der finalen Torsion zum Bruch signifikante Unterschiede. So erträgt der unversehrte Humerus im Paarvergleich höhere Torsionsmomente, bis er unter Torsion frakturiert. Damit verbunden ist die Tatsache, dass letztgenannte Humeri erst bei deutlich höheren Auslenkungswinkeln frakturieren.

Dieses wichtige experimentelle Ergebnis stimmt gut mit dem zu erwartenden Bruchverhalten gemäß der Stabtheorie für Axiallast, reiner Biegung und reiner Torsion überein. Bei der Torsion ist am Insertionsloch eine deutliche Querschnittsschwächung vorhanden, die für die Biegung aus zwei Gründen nicht von grossem Einfluss ist:

- Die Widerstandsmomente für einen „offenen" gegenüber einem „geschlossenen" Querschnitt unterscheiden sich nicht;
- bei der Vier-Punkt-Biegung der Versuchseinrichtung ist der Bereich des Insertionsloches fast ohne Biegemomentbelastung, hingegen wird bei der Torsion das volle Torsionsmoment übertragen.

9 Diskussion

9.1
Implantatwahl und klinische Beobachtung bei der Humerusschaftfraktur

Anatomie und Morphologie der langen menschlichen Röhrenknochen Humerus, Tibia und Femur zeigen auffallende Gemeinsamkeiten. Insbesondere die Diaphyse dieser Knochen bietet einen sehr ähnlichen Aufbau. Dennoch sind die gegenwärtigen therapeutischen Konzepte in der Behandlung der frischen Schaftfrakturen von Humerus, Tibia und Femur unterschiedlich. Die ausgeprägte mechanische Belastung von Tibia und Femur vor allem durch das Körpergewicht erklärt die Erfordernis operativ stabilisierender Verfahren in den meisten Fällen dortiger Schaftfrakturen. Gibt es für die untere Extremität ein deutliches Plädoyer für die Marknagelung, so wird dieses Implantatesystem beim Humerus kontrovers diskutiert.

Wie in der Einführung beschrieben, hängt ein dafür gewichtiger Grund mit der generellen Ablehnung der operativen Behandlung dieser Frakturen durch eine Reihe von Chirurgen zusammen. Sie verweisen auf gute Ergebnisse der konservativen und funktionellen Behandlung durch optimale Perfusionsverhältnisse der Frakturfragmente, aber auch geringere ästhetische und funktionelle Ansprüche an Achsenstellung und Längenausgleich des Humerusschaftes (Bandi 1964, 1980; Bleeker 1991; Böhler 1964; Camden 1992; Dameron 1981; Hunter 1982; Kayser 1986; Nast-Kolb 1997; Peeters 1987; Sarmiento 1977, 1981, 1984; Wallny 1997; Zagorski 1988). Trotzdem wird bei der konservativen Behandlung der Humerusschaftfraktur von einer Reihe schwerwiegender Probleme berichtet. Die Pseudarthroserate bei konservativer Behandlung wird von Herkert (1992) mit 12,5% angegeben.

Schatzker (1996) sieht die konservativen Erfolgaussichten bei langen Humerusschaftspiralfrakturen durch den großen Frakturspalt und möglicherweise interponiertes Muskelgewebe als gering an. Genauso fragwürdig beurteilt er konservative Therapieversuche bei Quer- und kurzen Schrägfrakturen des Humerusschaftes aufgrund der im Gips kaum über längere Zeit zu haltenden Reposition durch die typischerweise am Humerus ausgeprägten Rotationskräfte.

Bei Frakturlinien oberhalb des Ansatzes des M. deltoideus wird das zentrale Fragment durch Zug des M. pectoralis major, des M. latissimus dorsi und des M. teres major nach ventral und innen, das periphere Fragment durch Zug des M. deltoideus nach kranial außen disloziert. Bei Frakturlinien unterhalb des M.-deltoideus-Ansatzes hingegen wird das zentrale Fragment durch Zug des M. deltoideus und des M. coracobrachialis nach ventral außen und das periphere Fragment durch Zug des M. triceps und des M. biceps nach kranial disloziert. Die Reposition gegen diese Muskelanspannungen ist bei den Querfrakturen im Gips nur schwer dauerhaft zu halten.

Ein Bericht über 25 Humerusschaftpseudarthrosen von Fattah (1983) bestätigt diesen Sachverhalt. In diesem Kollektiv lag bei 17 Pseudarthrosen eine Querfraktur, in 7 eine Schrägfraktur und nur in einem Fall eine Mehrfragment-Spiralfraktur vor.

Hingegen werden Brüche mit nicht langstreckiger Torsionskomponente (A1, B1, C1) als für die konservative Behandlung günstiger eingestuft, da hier größere Kontaktstellen der Frakturfragmente auftreten, in vielen Fällen eine größere Frakturverzahnung eintritt und durch einen sich bildenden großen kugel- oder spindelförmigen Kallus eine große Rotationsstabilität zu erwarten ist (Goldhahn 1996).

Diese und weitere unter 1.2 genannte Gründe und Indikationen für die operative Therapie der Humerusschaftfraktur erfordern die Berücksichtigung der oben angesprochenen unterschiedlichen spezifischen Belastungsarten. Gerade weil der Humerusschaft weit mehr durch Rotationskräfte beansprucht wird und nicht durch das Körpergewicht, also weniger durch axiale Kräfte, muss die Wahl des stabilisierenden Implantats diesen Rotationsbelastungen Rechnung tragen.

Die Plattenosteosynthese wird diesen Anforderungen gerecht. Sie verleiht in der Regel dem stabilisierten Humerus eine große Torsionssteifigkeit und somit ausreichenden Widerstand gegen die natürlich agierenden Rotationsbelastungen. Biomechanische Untersuchungen von Brand (1996) vergleichen Biege- und Torsionssteifigkeiten von intakten Humeri und solchen stabilisiert durch breite LC-DC-Platten der AO, dem Seidel-Nagel und dem Krallennagel nach Krettek. Hierbei kommt die Platte in allen Fällen dem intakten Humerus am nächsten.

Die Implantation der Platte, als Standard die breite 4,5-mm-DCP oder LC-DCP, ist im Gegensatz zur intramedullären Osteosynthese und dem Fixateur externe mit der Darstellung der Fraktur verbunden. Sie erfordert somit eine erweiterte Dissektion, um die Reposition und auch die Auflage einer Platte mit mindestens jeweils dreifachem Schraubenbesatz proximal und distal der Fraktur zu gewährleisten.

Bei langstreckigen Frakturverläufen erhöht sich die Dissektionstrecke proportional. Zwar wird neben der hohen mechanischen Stabilisierungspotenz der Platte mit niedriger Pseudarthroserate (Bonnaire 1997; Dabeziers 1992; Kuner 1995; Van der Griend 1986) auch nur über geringe infektiöse oder vaskuläre Probleme berichtet (Bell 1985; Heim 1993; Nast-Kolb 1989; Siebert 1996), jedoch sprechen hohe Zahlen iatrogener Läsionen des N. radialis gegen den Einsatz dieses Verfahrens. Zweifellos ist diese Rate streng an die Erfahrung und Präzision des Chirurgen gebunden.

Häufigkeiten dieser Nervenläsion zwischen 3 und 29% (Hahn 1996; Nast-Kolb 1991; Rommens 1989) zeigen jedoch, dass es sich um ein sehr anspruchsvolles Verfahren handelt, insbesondere wenn in vielen Fällen auch die konservative Behandlung gute Ergebnisse verspricht. Es liegen Gutachten vor, welche die iatrogene Durchtrennung des N. radialis anlässlich einer plattenosteosynthetischen Versorgung einer geschlossenen Humerusschaftquerfraktur als Sorgfaltspflichtverletzung einstufen (Garlipp 1981).

Deswegen beschränken eine Reihe von Autoren die Plattenosteosynthese auf mehrheitlich offene Humerusschaftfrakturen und solche mit primärer Parese des N. radialis (Foster 1993; Hegelmaier 1993; Pollock 1981) bzw. polytraumatisierte Patienten (Brumback 1986; Gorris 1982).

Generell wird die Frage nach einer operativen Revision des N. radialis bei primärer Läsion kontrovers diskutiert. Sonneveld (1987) fand bei der operativen Exploration primärer Radialisparesen in 93% der Fälle einen unauffälligen Befund mit pro blemloser Remission ohne weitere Therapie in der Folge. Der Autor befürwortet ein generell zuwartendes Verhalten bei der primären, mit einer Humerusschaftfraktur assoziierten Radialisparese. Vansteenkiste (1989) empfiehlt insbesondere die Humerusspiralfraktur am Übergang des mittleren zum distalen Schaftdrittel operativ zu revidieren, da hier am ehesten ein makroskopisch sichtbarer Schaden des Nervs zu erwarten sei. Bei den meisten anderen Paresen sei aufgrund eines nicht die Kontinuität unterbrechenden Traktionsschadens mit Dehnung, Quetschung oder Unterblutung des Nervs die Remission des Schadens unter konservativem Vorgehen zu erwarten.

Nach einer spezifischen Auswertung der AO-Sammelstudie der Humerusschaftfrakturen unter dem Gesichtspunkt der Radialisparese (Nast-Kolb 1997) stellt sowohl die sekundäre als auch die primäre Radialisparese eine frühe Indikation zur operativen Freilegung des Gefäß-Nerven-Bündels und operativer Stabilisierung dar. In einer Literaturanalyse beschreibt der gleiche Autor, dass sich 33% der 135 unfallbedingten Radialisparesen intraoperativ als revisionspflichtig zeigten.

Kwasny (1990, 1991, 1992) sieht in der Oberarmschaftfraktur mit primärem Radialisschaden eine empfehlenswerte, mit sekundärem Schaden eine absolute Operationsindikation. Ob allerdings im Falle einer Revision des N. radialis zwangsweise damit die Platte das Implantat der Wahl wird, bleibt zu diskutieren. Sollte die Situation oder der ausdrückliche Wunsch des Patienten die Metallentfernung später erzwingen, so bleibt hier erneut das Risiko der iatrogenen Läsion des Nervs, welches bei den intramedullären Implantaten hier nicht vorliegt.

Die Verwendung des Fixateur externe (Hinsenkamp 1984) zur endgültigen Versorgung der Humerusschaftfraktur bleibt Ausnahmesituationen vorbehalten (Brug 1994). Die ausgeprägte Behinderung des Patienten durch das Fixateursystem wie auch die Gefahr der Pin-tract-Infektion und Muskelläsion sollten seinen Einsatz auf ausgeprägte zweit-, eher sogar drittgradig offene langstreckige Trümmerfrakturen beschränken (Link 1988). Dies betrifft vor allem Defektschussbrüche (Karas 1995; Mandrella 1997;Wisniewski 1996) und andere meist kriegsbedingte Explosionsverletzungen (Kamhin 1978; Zinman 1997).

Bei Einsatz des Fixateurs zur primären Stabilisierung beispielsweise beim polytraumatisierten Patienten empfiehlt sich der Umstieg zur definitiven Frakturversorgung mit internen Implantaten, sobald es der vitale Zustand des Patienten zulässt (Weise 1993).

Die Forderung nach weichteilschonender Operationstechnik und möglichst geringer Behinderung der Blutzufuhr im Frakturbereich als Grundlage einer optimalen Knochenheilung im Sinne der „biologischen Osteosynthese" (Claudi 1991; Weller 1995) betrifft ausnahmslos alle Frakturen. In Abschn. 1.2 wurde begründet, warum die intramedulläre Osteosynthese auch am Humerusschaft einer biologischen Osteosynthese mit möglichst ungeminderter periostaler Blutzufuhr und minimierter zusätzlicher Weichteil- und Nervenschädigung näher kommt (Blum 1997a). Die Vielzahl der hierfür zur Verfügung stehenden Implantate erfordert allerdings wieder die kritische Auswahl unter dem Gesichtspunkt der eben angesprochenen Torsionssteifigkeit.

Die klinischen Studien über die Ergebnisse der Knochenheilung nach Versorgung von Humerusschaftfrakturen durch die verschiedenen intramedullären Verfahren können allerdings nur beschränkt Hilfestellung zu geben. Das Ausmaß der Torsionsstabilität lässt sich anhand dieser Studien nicht verlässlich einschätzen. Die von Hakkethal, Rush und Ender entwickelten nicht verriegelten Markraumschiener sichern die axiale Stellung der Schaftfraktur (Brug 1994; Hackethal 1961; Hall 1987; Kocher 1980; Mackay 1984). Heimel und Okumusoglu (1979) geben als spezifische methodische Nachteile der Bündelnagelung die Instabilität durch die Elastizität des Nagelmateriales selbst, Protrusionstendenz der Nägel nach proximal oder distal mit Beeinträchtigung der Schulter- oder Ellenbogenbeweglichkeit, Korrosionen und Metallose sowie die Strahlenbelastung während der radiologischen intraoperativen Kontrollen an. Die Verfechter der elastischen Markraumschienung argumentieren, dass gerade die starre Osteosynthese ein Hindernis für die Kallusbildung und somit die Frakturheilung darstellen kann. Sie lehnen das Anstreben höchstmöglicher Stabilität der versorgten Fraktur ab (Brug 1994).

Zweifellos fördern Mikrobewegungen im Frakturspalt die Kallusbildung und Frakturheilung. Sowohl klinische Beobachtungen wie auch experimentelle Untersuchungen (Goodship 1993) zeigen, dass das Ausmaß interfragmentärer Bewegung Quantität und Verteilung des Kallus bestimmt. Allerdings gibt es bisher keine Studie, die belegen kann, welche Menge solcher Bewegungen zu einer optimalen Frakturheilung noch zulässig bzw. bereits erforderlich ist. Es ist anzunehmen, dass diese Menge sowohl vom Frakturtyp, der individuellen Knochen- und Weichteilbeschaffenheit als auch der Belastungssituation abhängig ist.

Weiterhin sehen die Befürworter der elastischen Schienung beim Humerus bessere Anpassungsmöglichkeiten dieser Implantate im Vergleich zu starren Marknägeln durch die nicht rein zylinderförmige, sondern eher trompetenförmige Markhöhle (Eilenberger 1982; Van der Griend 1985; Ward 1989).

Betrachtet man die Knochenheilungsraten nach Bündelnagelung am Humerusschaft, so werden unterschiedliche Quoten dokumentiert. Durbin (1983) beschreibt eine Pseudarthroserate von 8%, Henley (1992) von 3%, Henning (1988) und auch Brug (1994) von jeweils 1,2%. In einer vergleichenden Studie von 40 Patienten wurde jeweils in 20 Fällen die Humerusschaftfraktur mittels Hackethal-Nagelung und mittels DC-Platte der AO behandelt (Rodriguez-Merchan 1995). In beiden Gruppen lag die Pseudarthroserate bei 5%. Der Einsatz von Rush-Pins und Ender-Nägeln bei Humerusschaftfrakturen zeigt ähnliche Relationen (Hall 1987; Mackay 1984; Pritchett 1985; Rush 1987; Stern 1984).

Präzisere Aussagen über die Rotationsstabilität dieser nicht verriegelten Markraumschiener lassen sich in biomechanischen Untersuchungen gewinnen.

Henley (1991) berichtet, dass bei seiner Untersuchung von Hackethal- und Ender-Nägeln zur Stabilisierung des osteotomierten Humerusschaftes sich beide Systeme ähnlich in ihrem Steifigkeitsverhalten unter Vier-Punkte-Biegung und Torsion erwiesen. Allerdings waren beide in der erzielten Steifigkeit, sowohl in der posterioren wie auch der lateralen Biegung der DC-Platte, noch mehr dem Seidel-Nagel und dem Russell-Taylor-Nagel unterlegen. Die Torsionssteifigkeit lag bei Fixierung sowohl mit Hackethal- wie auch Ender-Nägeln unter derjenigen mit dem Seidel- und den Russell-Taylor-Nagel. Die DC-Platte bot hier die höchsten Werte. Im Falle der nicht verriegelten Nägel muss dies für Quer- und kurze Schrägfrakturen als nachteilig angesehen werden.

Zimmerman (1994) setzt bei seiner biomechanischen Analyse von vier verschiedenen Systemen zur Stabilisierung von Humerusschaftfrakturen „flexible nails"

(Richards Inc., USA) ein, welche den Ender-Nägeln ähneln und ebenfalls nicht verriegelt werden. Auch hier zeigt sich eine ähnliche Relation. Die „flexible nails" sind sowohl der DC-Platte, dem Seidel-Nagel wie auch einem Verriegelungsnagel (Orthofix) hinsichtlich Biege- und Torsionssteifigkeiten signifikant unterlegen.

Es lag nahe, das bei Tibia und Femur erfolgreiche Konzept der Marknagelung anstelle der Markraumschienung auch auf den Humerus anzuwenden. Die klassische Küntscher-Nagelung ohne Verriegelung ist am Oberarm nur von Einzelfällen bekannt. Die hier nicht ausreichende Verklemmung des Nagels hängt mit der spezifischen Morphologie des Humerusmarkraumes zusammen (Eilenberger 1982; Van der Griend 1985; Ward 1989).

Neben einer Reihe nicht oder nur leicht modifizierter Tibianägel im Einsatz am Humerusschaft (Ingman 1994; Marty 1992, 1994) wurden in den letzten Jahrzehnten immer wieder Prototypen und definitive Modelle von Humerusmarknägeln vorgestellt – teils nicht verriegelt, wie beim „True-Flex humeral nail" (Gallagher 1988; Garnavos 1994), teils einseitig verriegelt, wie beim „Monachia-Nagel" (Kessler 1996) und dem „Marchetti-Nagel" (Schranz 1998), teils proximal und distal verriegelt (Derweduwen 1979; Goessens 1996; Hempel 1996). Allerdings kamen sie eher sporadisch zum Einsatz, klinische Studien mit aussagefähigen Fallzahlen fehlen derzeit.

Seidel (1989, 1993) entwickelte eigens für die Humerusschaftfraktur einen an der Basis verriegelten Marknagel, der auch in größeren Stückzahlen implantiert wurde. Dicke, Design und Rigidität des Nagels bedingen das antegrade Aufbohren des Markraumes. Proximal wird mittels zweier Bolzen verriegelt. Distal hingegen wird nicht verriegelt, sondern ein Spreizmechanismus soll eine zusätzliche Verklemmung des Nagels im Schaft bezwecken (s. Abb. 1 und 2). Die klinische Beurteilung des Nagels ist kontrovers. Seidel selbst (1993) sieht das Verfahren als unproblematisch an und beziffert die Pseudarthrosenrate in einer Serie von 196 Humerusschaftnagelungen auf 0,5%.

In Studien mit kleinen Patientenzahlen bestätigen Habernek (1991, 1992), Jensen (1992) und Eberle (1992) diese Ergebnisse für die Humerusfraktur im proximalen und mittleren Schaftdrittel. Die Ergebnisse von 100 Seidel-Nagelungen werden von Kelsch (1997) durchwegs positiv bewertet. Weder über Pseudarthrosen noch iatrogene Läsionen des N. radialis war zu berichten.

Im Zentrum der Kritik an diesem Verfahren stehen der antegrade Zugang, der die Rotatorenmanschette in ihrer Integrität und Funktion beeinträchtigt, das subakromiale Impingement infolge von primären oder sekundären Nagelüberständen, die Erfordernis des Aufbohrens durch den relativ großen Nageldurchmesser und die Gefahr der Pseudarthrosenbildung durch Distraktion des distalen Frakturanteiles während der Nagelinsertion, bei der sich der Nagel u. U. bereits vor definitiver Positionierung am Isthmus verklemmt. Gerade bei Quer- und kurzen Schrägfrakturen kann der distale Sicherungsmechanismus mit der Spreizschraube durch eine geringere Rotationsstabilität Probleme in der Knochenheilung bewirken (Vécsei 1994). Bezüglich einer zwischenzeitlich durchgeführten Modifikation des Spreizmechanismus stehen klinische Bewertungen noch aus (Vécsei 1996).

Bain (1996) begründet seine Ablehnung des Nagels mit häufiger Dysfunktion und Schmerzhaftigkeit der betroffenen Schulter und sieht in dem aus seiner Sicht unausgereiften distalen Spreizmechanismus eine Prädisposition zur Pseudarthrose. Um den Spreizmechanismus greifen zu lassen, darf die Nagelspitze nicht zu weit distal zu liegen kommen, da dort die Markhöhle schmal und flach wird. Damit kann der Nagel in bestimmten Fraktursituationen zu kurz gewählt sein. Mit dieser Problematik der Erfordernis einer weiten Markhöhle zum Verspreizen ist auch der Zwang zum teilweise exzessiven Aufbohren verbunden. Die inzwischen verfügbaren dünneren Nägel können diesem Problem aller Wahrscheinlichkeit nach entgegentreten. Allerdings sind hierzu weitere klinische Beobachtungen notwendig.

Eine Komplikationsrate von 46% mit dem Seidel-Nagel gibt Barnes (1993) an. Er bezieht sich primär auf zusätzliche Frakturen und Fissuren. Cheng (1997) berichtet von einer hypertrophen Pseudarthrose und einer zusätzlichen distalen Humerusfraktur als Folge einer Seidel-Nagelung.

Nach zweijähriger klinischer Erfahrung mit dem Seidel-Nagel fordert Robinson (1992) deutliche Verbesserungen des Implantates, bei dem er eine Reihe technischer Schwierigkeiten, insbesondere des Verriegelungssystemes beobachtete. Die große Zahl von Patienten mit postoperativen Schulterbeschwerden führt er einerseits auf die Protrusion des Nagels über das Tuberculum majus, aber auch auf Läsionen der Rotatorenmanschette während der Nagelinsertion zurück.

Nur bei der Hälfte aller mit dem Seidel-Nagel versorgten Humeruschaftfrakturen sieht Ruf (1993) einen glatten komplikationsfreien Verlauf mit gutem funktionellem Ergebnis. In seiner Serie fanden sich 21,1% iatrogene Frakturen, 5,3% Pseudarthrosen, wie auch bei 10,6% ein subakromiales Impingement durch ein überstehendes Nagelende. Ähnliche Ergebnisse fand auch Schwarz (1995) bei seinen Patienten. Aufgrund der Schädigung der Rotatorenmanschette empfiehlt Seeger (1995) die Seidel-Nagelung für pathologische Frakturen, bei Pseudarthrosen und polytraumatisierten Patienten, allerdings nicht für die Behandlung der frischen Humerusschaftfraktur des jungen Patienten.

Varley (1995) beklagt eine Komplikationrate von 43,5%. Er berichtet von 21,7% iatrogenen Frakturen bei der Nagelinsertion. Aufgrund der unzufrieden stellenden funktionellen Ergebnisse seiner Patienten sieht er lediglich bei der palliativen Versorgung pathologischer Humerusschaftfrakturen eine Indikation für diesen Nageltyp.

Mit Ausnahme der von Seidel selbst angegebenen Ergebnisse sind die Patientenzahlen der anderen klinischen Studien jeweils klein. Wie bei allen neuen Verfahren besteht initial eine „learning curve". Die besseren Ergebnisse von Seidel bestätigen dessen größere Erfahrung mit diesem Implantat auch in seiner Funktion als Entwickler. Somit ist zu erwarten, dass auch bei anderen Chirurgen die Rate an zusätzlichen Frakturen mit weiterer Erfahrung sinken wird. Allerdings ist dies für die funktionellen Ergebnisse bei antegrader Insertion und die Pseudarthrosenrate unwahrscheinlich.

Der negative Einfluss der Aufbohrung langer Röhrenknochen ist klinisch und experimentell belegt (Stürmer 1974, 1994). Wenn dies bei der frischen Femurfraktur insbesondere für die pulmonale Situation polytraumatisierter Patienten (Pape 1992, 1993; Wenda 1988) und bei der offenen Tibiaschaftfraktur für die Weichteil- und Knochenheilung (Kessler 1986; Klein 1990; Melcher 1995, 1996; Patzakis 1986; Runkel 1994, 1996) sicherlich die größte Relevanz besitzt, so steht das Aufbohren des Humerusschaftes auch hier der Forderung nach biologischer Osteosynthese entgegen und kann in kritischen Fällen auch für die verzögerte Knochenheilung des Humerus Bedeutung besitzen.

Zur Frage der Stabilisierungspotenz des Implantates, insbesondere der erreichten Torsionssteifigkeit nach Implantation, müssen vergleichende biomechanische Untersuchungen herangezogen werden. Solche Versuche orientieren sich an ähnlichen biomechanischen Vergleichsversuchen bezüglich Femur- und Tibiamarknägeln (Butts 1989).

Die Untersuchungen von Dalton (1993) zeigen die Überlegenheit sowohl des Seidel- wie auch des Russell-Taylor-Nagels in Biege- und Torsionssteifigkeit gegenüber nicht verriegelten Humerusnägeln am Beispiel des „True-Flex-nails". Allerdings berichtet der Autor auch von der Problematik des Aufbohrens am Humerusschaft durch Verletzung der distalen Kortikalis, welche in zwei Fällen das Testen des Seidel-Nagels unmöglich machte. Damit der Spreizmechanismus ausreichende Verzahnung distal im Rohr erreicht, muss er weit genug ausgefahren werden. Dies erfordert auch distal eine relativ weite Markhöhle, was in einigen Fällen nicht gewährleistet ist und eine reduzierte Torsionssteifigkeit erklärt.

Henley (1991) belegt in seinen Studien die Überlegenheit von Biege- und Torsionssteifigkeiten des Seidel-Nagels gegenüber Hackethal- und Ender-Nägeln in der Fixation des osteotomierten Humerusschaftes.

Hingegen kommt Schopfer (1994) bei seinem Vergleich der Torsionssteifigkeiten bei Quer- und Spiralfrakturen des Humerusschaftes zum Ergebnis, dass der Russell-Taylor-Nagel weit höhere Werte erzielt als der Seidel-Nagel (Spitzendrehmomente RT 10,4 $\pm$ 3,61 Nm zu Seidel 1,48 $\pm$ 0,63 Nm, p < 0,0005).

Ähnliche Unterschiede wie Schopfer bezüglich der Torsionssteifigkeit findet Zimmerman (1994), wobei er den Seidel-Nagel mit einem doppelt verriegelten soliden Nagel, dem „Orthofix-Nagel", vergleicht (Drehmomente beim Bruch Orthofix 26,13 $\pm$ 12,99 Nm zu Seidel 2,22 $\pm$ 1,05 Nm).

Beim Vergleich des Seidel-Nagels mit der LC-DC-Platte und einem Humeruskrallennagel, welcher ansonsten nur an seiner Basis einfach verriegelt wird, zeigt Brand (1996), dass der Seidel-Nagel zwar der Platte hinsichtlich Biege-, Torsionssteifigkeit und Torsionsfestigkeit deutlich unterlegen ist, aber die Torsionssteifigkeit des Seidel-Nagels im Gegensatz zum Krallennagel im physiologischen Bereich für unbelastete Rotationsbewegung liegt.

Die Unterschiede in der biomechanischen Bewertung des Seidel-Nagels in den einzelnen Studien müssen mit unterschiedlichen Berechnungsansätzen einerseits, mit der schwer quantifizierbaren Verspreizung des Nagels im distalen Knochenrohr andererseits erklärt werden.

Aufgrund der mit dem antegraden Zugangsweg des Seidel-Nagels, aber auch ähnlicher Implantate verbundenen Belastungen für das Schultergelenk sehen wir die Indikation hierfür nur in Fällen, in denen bereits eine Schädigung oder Beeinträchtigung des Schultergelenkes vorliegt oder die Lebenserwartung bei pathologischen Frakturen gering ist. Des Weiteren mag man diesen Zugang in Ausnahmefällen wählen, wenn der Patient aus anderen klinischen Gründen für die Bauchlagerung nicht geeignet ist. Allerdings sei erwähnt, dass auch die retrograde Nagelung in solchen Fällen in Rückenlagerung möglich ist.

Die bisher geführte Diskussion deutet darauf hin, dass die Problematik der verminderten Rotationsstabilität bei einseitiger Schraubenverriegelung und Kombination mit einem Spreizmechanismus (Seidel-Nagel) oder einem Krallenmechanismus (Nagel nach Krettek) eine beidseitige Bolzen- oder Schraubenverriegelung fordert. Dieses Prinzip ist von den üblichen Tibia- und Femurverriegelungsmarknägeln bekannt. Die anspruchsvolle Bohrung der Verriegelungslöcher an der Nagelspitze und damit verbundene mögliche Nerven- und Gefäßläsionen waren Gründe, zunächst andere Fixationsmodi beim Humerus einzusetzen.

Weiterhin war nahe liegend, aus der Unzufriedenheit mit dem antegraden Zugang den von der Bündelnagelung bereits bekannten extraartikulären retrograden Zugang zum Humerusschaft auch für die Verriegelungsmarknagelung zu nutzen.

Der proximal und distal mit einfachen Schrauben verriegelte Russell-Taylor-Humerusnagel war zwar primär für den antegraden Zugang konzipiert, eignet sich aber auch für den retrograden Zugang zur Markhöhle des Humerus (Rommens 1995a). Die klinischen Ergebnisse mit diesem Implantat wurden von Ikpeme (1994) positiv bewertet, hingegen fand Hems (1996) beim antegraden Vorgehen bei 17 frischen Humerusschaftfrakturen 5 verzögerte Heilungen bzw. Pseudarthrosen (29%). Die Ergebnisse von Rommens (1995a, b, 1996a) bezüglich der retrograden Russell-Taylor-Nagelung sprechen von lediglich 2 seiner 42 Patienten (4,8%) mit nichtpathologischen Frakturen, die eine Sekundäroperation aufgrund verzögerter Knochenheilung erforderten. Überzeugend beim retrograden Verfahren sind die in beiden Studien dokumentierten guten funktionellen Ergebnisse von Schulter und Ellenbogen. Allerdings fordert auch Rommens (1995a) Verbesserungen des Nagels durch eine statische Verriegelungs- und Kompressionsmöglichkeit, um Humerusschaftfrakturen bei ausgeprägter Osteoporose, pathologische Frakturen und Frakturen mit langsamer Heilungstendenz sicher stabilisieren zu können.

Die angesprochenen biomechanischen Untersuchungen von Dalton (1993) sehen zwischen dem Seidel- und dem Russell-Taylor-Nagel hinsichtlich deren Biege- und Torsionssteifigkeiten unwesentliche Unterschiede. Im Gegensatz dazu findet Schopfer (1994) bei seinem Vergleich der Torsionssteifigkeiten bei Quer- und Spiralfrakturen des Humerusschaftes deutliche Unterschiede zwischen beiden Marknagelsystemen. Der Russell-Taylor-Nagel erzielt wesentlich höhere Werte als der Seidel-Nagel. (Die Biomechanik des Russell-Taylor-Nagels wird unter 9.3 weiter diskutiert.)

Die prinzipiellen konstruktionellen Ähnlichkeiten des Russel-Taylor-Nagels mit dem unaufgebohrten Humerusnagel (UHN) und die Erfahrung mit dessen retrograder Insertion waren ausschlaggebend, ihn als Vergleichsimplantat in diese biomechanische Studie zu integrieren. Die Vor- und Nachteile der technischen Details beider Nagelsysteme (s. auch unter 1.2 und 6.1) werden ebenfalls unter 9.3 diskutiert.

Die klinischen Erfahrungen mit dem UHN wurden, auf das retrograde Verfahren bezogen, in Kap. 5 dargestellt. Sie basieren einerseits auf einer prospektiven Multicenterstudie, welche das intraoperative Handling mit diesem neuen Implantat bewerten sollte. Andererseits gab eine weitere prospektive Multicenterstudie Auskunft über den klinischen Verlauf bis zur Frakturheilung.

Beide Studien sind zunächst unter dem Gesichtspunkt der Learning curve zu sehen. So waren 190 retrograde Nagelungen an insgesamt 30 Referenzkliniken durch 87 verschiedene Operateure durchgeführt worden. Da es unter der Operationsfrequenz der einzelnen Operateure deutliche Schwankungen (zwischen einem und 14 Eingriffen) gab und manche Operateure bereits Vorerfahrungen im retrograden Zugang durch die Bündelnagelung am Humerusschaft besaßen, konzentrierten sich die auftretenden Probleme im Handling mit Instrumentarium, Zugang, Reposition und Fixation vor allem auf die „Novizen" des Verfahrens.

Das Problem der Verriegelung in Freihandtechnik an der Nagelspitze wurde von anderen Nagelsystemen (Seidel 1991) vermieden, indem hier Spreizmechanismen

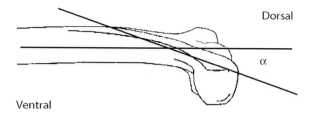

Dorsal

α

Abb. 80. Das Kondylenmassiv des Humerus ist zwischen 30° und 45° gegenüber der Schaftachse nach ventral abgekippt

Ventral

den Bohrvorgang ersetzen. Der Gewinn an Stabilität des UHN-Systems durch proximale und distale Verriegelung ist allerdings höher einzuschätzen. Die Anforderung an die Freihandverriegelung am Humerus ist analog jener an Tibia und Femur. Allerdings kann die Weichteilstrecke bis zum Erreichen des Bohrloches bei adipösen oder sehr muskelkräftigen Patienten sehr groß sein. Für den UHN existiert eine Bohrführung aus Kunststoff. Es empfiehlt sich weiterhin, zum Einschrauben der Bolzen das spezielle Haltegerät zu verwenden.

Fissuren oder Ausbrüche an der dorsalen Kortikalis der Insertionsstelle lassen sich vermeiden, wenn das Insertionsloch vorschriftsmäßig modelliert und abgeschrägt wird und der Nagel nicht mit Gewalt eingeschlagen wird. Das Kondylenmassiv des Humerus (Abb. 80) ist zwischen 30° und 45° gegenüber der Schaftachse nach ventral abgekippt. Dadurch können Bohrer und Fräser bis zu einem Winkel von 30° zur Schaftachse gebracht werden, was ein passgerechtes modellieren des Insertionsloches wesentlich erleichtert und den Nagel mit weniger Zwang einbringen lässt.

Die Vorzüge eines unaufgebohrten Verfahrens werden nicht wesentlich geschmälert, wenn der Isthmus bei Bedarf mittels Handbohrer erweitert und damit einer Sprengung des Knochenrohrs vorgebeugt wird (Rommens 1999a).

Auftretende sekundäre, iatrogene Schäden des N. radialis sind bei der geschlossenen Nagelung meist als passagere Traktionsschäden einzuordnen. Es empfiehlt sich, bei der Bauchlagerung die Oberarmgipsschiene erst abzunehmen, wenn die Auslagerung des Armes auf dem Armbrett gesichert ist, denn derartige Nerventraktionsschäden können durch brüske Lagerungsmanöver im Operationssaal entstehen.

75 Patienten wurden bis zur Knochenheilung nach retrograder Insertion des UHN verfolgt. Die 4 darunter befindlichen Fälle iatrogener Läsionen des N. radialis erholten sich ohne weitere Interventionen, was für den eben angesprochenen Traktionsschaden spricht (Rommens 1999b).

Fünf Fälle (6,7%) mit Knochenheilungstörungen wurden verzeichnet. In 3 dieser 5 Fälle wurde im Zweiteingriff das Kompressionsgerät, teilweise mit Anlagerung spongiösen Knochens, eingesetzt. Dieses Gerät war während 3 Fünfteln der Studienzeit noch nicht verfügbar. Die Hypothese, dass beim gezielten Einsatz dieses Gerätes gerade bei den Quer- und kurzen Schrägfrakturen die Rate der Knochenheilungsstörungen nach Verriegelungsnagelung durch erhöhte Rotationsstabilität geringer wird, war Gegenstand der Versuchskategorie 2, welche unter 9.4 weiter diskutiert wird. Eine dauerhafte Quote von mehr als 5% Pseudarthrosen bei frischen Humerusschaftfrakturen wäre für den unaufgebohrten Humerusnagel nicht akzeptabel, da der Kontrast zum konservativen Vorgehen nicht scharf genug wäre.

Hier bleibt zu ergänzen, dass es zum Ziel einer guten Fragmentadaptation durchaus sinnvoll sein kann, die Implantation des UHN primär durch zusätzlich Implantate, wie etwa Zugschrauben oder Cerclagedraht, zu ergänzen, wenn es bestimmte Fraktursituationen, wie beispielsweise ausgedehnte lange Spiralfrakturen, erfordern können. Des Weiteren sollte das Spektrum der verschiedenen Nagellängen und -durchmesser ausgeschöpft werden. Gerade bei Patienten mit ausgeprägter Osteoporose und sehr weiter Markhöhle kann der UHN mit 9,5 mm Durchmesser eine günstigere Schienung erreichen und dadurch das Risiko der verzögerten Knochenheilung senken. Bei 190 klinischen Nagelungen wurde in drei Fällen ein 9,5 mm UHN, in fünf Fällen ein 6,7 mm UHN und in den restlichen 182 Fällen der 7,5 mm UHN benutzt. Deswegen dient der 7,5-mm-Nagel auch als Implantat der Wahl für die biomechanischen Versuche. Das Pendant beim Russell-Taylor-Nagel ist der 8-mm-Nagel, welcher entsprechend Verwendung fand.

Die in Abschn. 5.2 dokumentierten guten funktionellen Ausheilungsergebnisse des Ellenbogengelenkes und des Schultergelenkes bestätigen die Bevorzugung des retrograden extraartikulären Zugangs. Die Ergebnisse einer weiteren prospektiven Multicenterstudie zur antegraden Insertion des UHN (Blum 1999a) sprechen zwar für eine Senkung der Belastung der Rotatorenmanschette alleine durch das Wegfallen der Aufbohrung und den kleineren Nageldurchmesser, dennoch zeigt sich, dass die Rate an Einschränkungen der Schulterbeweglichkeit auch langfristig beim antegraden Zugang ungünstiger ist. Wenn auch Lin (1997) über die funktionellen Ergebnisse der retrograden Humerusmarknagelung bei einem über die Fossa olecrani eingebrachten neuen Verriegelungsnagel sehr positiv berichtet, sollte man die Vorteile der extraartikulären Insertion des schonenderen suprakondylären Zugangs nutzen.

Klinische Studien zum UHN aus anderer Quelle sind bislang nicht publiziert.

Sonderfall pathologische Fraktur. Pathologische Frakturen am Humerusschaft entstehen spontan oder durch inadäquate Traumen aufgrund einer vorbestehenden Schwächung des Knochenrohres. Wenn auch nichttumoröse Grunderkrankungen, wie z. B. massive Osteoporose nach Langzeiteinnahme von Kortison, und auch selten primäre Knochentumoren (Schweikert 1975) ursächlich sein können, liegen in der Mehrzahl der pathologischen Humerusschaftfrakturen eine oder mehrere osteoklastische Metastasen vor. Primärtumoren sind Mammakarzinome, kleinzellige Bronchialkarzinome, Hypernephrome, Prostatakarzinome, Non-Hodgkin-Lymphome, Plasmozytome, Melanome, Kolonkarzinome, Fibrosarkome und andere (Müller-Färber 1997; Redmond 1996). In der Regel besteht aufgrund des Primärtumors eine diffuse metastatische Aussaat mit infauster Prognose. Die knöcherne Metastasierung wird meist im Spätstadium des Grundleidens evident.

In der Behandlung solcher pathologischer Frakturen steht die palliative Therapie im Vordergrund, um einerseits Schmerzen zu nehmen, andererseits die Funktion des Oberarmes wiederherzustellen. Kurative Strategien in der Behandlung von Malignomen und deren Metastasen treten in den Hintergrund. Insbesondere die radikale Metastasenresektion und Techniken, die ein Verschleppen von Tumorzellen radikal ausschließen, sind hier nicht Behandlungsmaximen. Unter diesem Gesichtspunkt stellt gerade die ungebohrte Verriegelungsmarknagelung am Humerusschaft eine sinnvolle Fixationsmethode dar.

Chirurgen, die bei frischen Humerusschaftfrakturen mit der Marknagelung eher zurückhaltend sind, befürworten betont die Nagelung bei pathologischen Frakturen (Seeger 1995; Varley 1995).

Dijkstra (1996) empfiehlt für die Behandlung pathologischer Frakturen entweder die Kombination Platte und Knochenzement oder die intramedulläre Nagelung des Humerus. Er sieht bei der Darstellung seiner klinischen Ergebnisse keine wesentlichen Unterschiede zwischen beiden Verfahren hinsichtlich Schmerzfreiheit, funktionellen Ergebnissen und Komplikationen. Allerdings weist er auf die Notwendigkeit der bipolaren statischen Verriegelung im Falle der Marknagelung hin, um eine ausreichende Fixierung zu gewährleisten.

Als Alternative hierzu steht die Resektion des betroffenen Schaftsegmentes und die Defektüberbrückung mittels einer Diaphysenprothese zur Verfügung. Wenn auch Müller-Färber (1997) hier die funktionellen Ergebnisse als gut einstuft, so ist dieses Verfahren gegenüber der endomedullären Schienung mit dem Verriegelungsmarknagel weit invasiver, das Risiko der N.-radialis-Parese deutlich höher und unter dem Gesichtspunkt der schlechten Prognose dem Ziel nicht angemessen.

Die Ergebnisse der Verriegelungsnagelung pathologischer Humerusschaftfrakturen mit dem Biomet-Humerusnagel von Redmond (1996) decken sich mit jenen unserer prospektiven Studien des UHN. Bei beiden Verfahren wurde das Ziel der Stabilisierung, die Schmerzfreiheit, aber auch die Wiederherstellung der Armfunktion in allen Fällen erreicht.

Sonderfall Pseudarthrose. Der therapeutische Einsatz eines Verriegelungsnagels bei Pseudarthrosen des Humerusschaftes wird kontrovers diskutiert (McKee 1996).

Bis zur Verfügbarkeit echter Verriegelungsmarknägel für den Humerus zeigten intramedulläre Verfahren in der Regel schlechtere Ausheilungsergebnisse gegenüber der Plattenosteosynthese mit Débridement und Spongiosaanlagerung (Healy 1987; Hermichen 1982; Jupiter 1990; Loomer 1976; Rosen 1990).

Fattah (1983) berichtet über die Behandlung von 25 Humerusschaftpseudarthrosen. Es handelte sich um 17 Querfrakturen, 7 Schrägfrakturen und eine Mehrfragmentspiralfraktur. Da zu diesem Zeitpunkt lediglich unverriegelte Markraumschiener zu Verfügung standen, waren diese im Vergleich zur Plattenosteosynthese weniger suffizient. Dies erklärt sich auch durch die besonders rotationsinstabilen Frakturtypen (A2, A3).

Ebenfalls schlechter im Vergleich zur Plattenosteosynthese heilten in einer Studie von Giebel (1986) mit Marknagel versorgte Pseudarthrosen des Humerusschaftes. Allerdings besaßen diese Nägel weder eine Kompressionsmöglichkeit, noch waren sie verriegelt.

Wu (1996) kombiniert die Versorgung von Humerusschaftpseudarthrosen mittels Seidel-Nagel und zusätzlichen Metallklammern, die den Spalt überbrücken. Er beurteilt dieses Verfahren mit oder ohne Klammern als stabil und in seiner Serie mit sehr guten Ausheilungen verbunden. Pietu (1994) berichtet von gleichen Ergebnissen bei einer allerdings kleinen Zahl von 5 Pseudarthrosen des Humerusschaftes.

In der Versorgung von nach Marknagelung (Uniflex, True-Flex, Seidel, Russell-Taylor) entstandenen Pseudarthrosen befürwortet McKee (1996) die Plattenosteosynthese mit Spongiosaplastik (Heilung in 9 von 9 Fällen) gegenüber dem Nagelwechsel (Heilung in 4 von 10 Fällen).

Der Vorteil des UHN gegenüber anderen intramedullären Verfahren durch die Möglichkeit der interfragmentären Kompression und der statischen Verriegelung ermöglicht es, ihn auch bei der Humerusschaftpseudarthrose einzusetzen. Bei den hypertrophen Pseudarthrosen steht der Stabilitätsaspekt im Vordergrund. Hier muss interfragmentäre Kompression mittels des speziellen Kompressionsgeräts erzielt werden. Die hypotrophe Pseudarthrose erfordert neben der Stabilität vor allem die Förderung der Vitalität. Die Spongiosaplastik und ggf. das Aufbohren der Markhöhle ergänzen das Einsetzen von Kompression mit längstmöglicher Implantatwahl und maximaler Zahl der Verriegelungsbolzen.

Die Verläufe der mit UHN versorgten Frakturen, die in der Multicenterstudie (s. Kap. 5) Knochenheilungsstörungen aufwiesen, bestätigt diese Aussage. Alle mit Nagelwechsel und interfragmentärer Kompression versorgten Pseudarthrosen kamen zur Ausheilung. Allerdings liegen zur Beurteilung des UHN und seiner generellen Wirksamkeit bei Pseudarthrosen noch zu wenige dokumentierte klinische Verläufe vor.

Sonderfall kindliche Fraktur. Bei offenen Wachstumsfugen bietet sich für den UHN wie auch für die anderen Verriegelungsnägel keine Indikation. Dementsprechend liegen hier auch keine Durchmesser vor, die der kindlichen Markhöhle gerecht würden. Neben dem konservativen Verfahren als Regelfall besteht die Indikation zur Osteosynthese bei offenen Frakturen, Polytraumen und bei konservativ nicht zu korrigierenden unzulässigen Achsendeviationen. Altersabhängig sollten dann bei der kindlichen Humerusschaftfraktur verschiedene nicht verriegelte Markraumschiener verwendet werden, wie die Prevot-Nagelung (Machan 1993; Von Laer 1996).

9.2
Osteotomiemodell und Methodik der biomechanischen Untersuchungen und Berechnungen

In der klinischen Diskussion des voranstehenden Abschnitts wurde die Rotationsinstabilität der Quer- und der kurzen Schrägfraktur des Humerusschaftes betont. Sie werden als in vielen Fällen durch konservative Behandlung nicht ausreichend stabilisierbare Frakturformen angesehen. Bei der biomechanischen Prüfung des neuen intramedullären Implantates, des unaufgebohrten Humerusnagels (UHN), sollte eine Fraktursituation simuliert werden, die dieser Problematik möglichst nahe kommt.

Die Querosteotomie des Humerusschaftes bietet sich als Lösung an. Aus ähnlichen Experimenten am Tibiaschaft existieren bereits Frakturmodelle, bei denen eine kurzstreckige Spiralfraktur nahezu standardisiert hergestellt werden kann (Grütter 1996). Da allerdings gerade bei diesen Frakturtypen (A1, B1, C1) die konservative Therapie propagiert wird, halten wir dieses Modell für den Humerus für wenig geeignet.

Allerdings wollten wir uns nicht alleine auf den klinischen Bezug verlassen. Unter Heranziehung ähnlicher biomechanischer Studien verschiedener Verfahren der operativen Versorgung von Humerusschaftfrakturen fanden wir allgemeine Zustimmung zur Querosteotomie. So wird dieses Verfahren von Brand (1996), Dalton (1993), Henley (1991) und Zimmerman (1994) in deren Studien verwendet.

Schopfer (1994) benutzte in seiner biomechanischen Vergleichsstudie des Russell-Taylor- und des Seidel-Nagels zwei Frakturmodelle. Eine Gruppe von Spiralfrakturen erzeugte er durch Torsion bis zum Bruch der bereits eingegossenen Humeri in der servohydraulischen MTS-Materialprüfmaschine. Die zweite Gruppe wurde in der gleichen Maschine einer Drei-Punkte-Biegung zum Bruch unterworfen, mit der Absicht, eine Querfraktur zu erzeugen.

Die Höhe der Querosteotomie wird für die Experimente unterschiedlich angesetzt. Wir hatten uns in Anlehnung an Henley (1991) und Zimmerman (1994) für die exakte Schaftmitte festgelegt. Der wesentliche Grund hierfür lag in der Absicht, für alle Knochenpaare und deren verschiedene Schaftlängen einen einheitlichen Bezugspunkt für die Osteotomielokalisation festzulegen. Dalton (1993) führte seine Querosteotomie grundsätzlich 10 cm distal des Collum chirurgicum humeri durch. Brand (1996) begründet die Wahl der Osteotomiestelle bei einer Höhe von 40% der Humerusgesamtlänge damit, dass dies der Zone der häufigsten Pseudarthrosenentstehung und der längsten Heilungsdauer entspräche.

In einer vorangegangenen Studie (Brand 1995) zeigte diese Lokalisation rechnerisch und experimentell ermittelt den größten Sprung in den Schnittlasten.

Brand (1996) führte die Osteotomie mit einer frei von Hand geführten oszillierenden Säge aus. Dalton (1993) nutzte hierzu eine Bandsäge. Henley (1991) und Zimmerman (1994) bezeichnen ihre Osteotomie als standardisiert, ohne allerdings genauere Angaben zu machen.

Aus unserer Sicht ist die Osteotomie in Freihandtechnik nicht exakt genug und auch innerhalb der Paare nur schwer zu reproduzieren. Dies hängt mit der amorphen dreidimensionalen Struktur des Knochens auch in der Diaphyse zusammen. Welche Ebene wird als Bezug für das senkrecht darauf wirkende Sägeblatt gewählt? Um eine gemittelte Ebene parallel zur Schaftachse zur Verfügung zu haben, wurde eine spezielle Sägelehre hergestellt, die sich an zwei der Osteotomie gleich weit entfernten Punkten des Schaftes abstützen kann (s. Abb. 55). Dieses Modell empfiehlt sich auch für weitere biomechanische Versuche am Humerusschaft.

Standardisierte Testverfahren für die mechanische und biomechanische Untersuchung intramedullärer Nagelsysteme existieren nicht (Eveleigh 1995; Lewis 1997). Versuche, international anerkannte Normen für derartige Untersuchungen zu erstellen, wurden seitens der American Society for Testing and Materials initiiert und publiziert (ASTM 1974, 1996; Harvey 1989).

Im Gegensatz zu Femur- und Tibiamarknägeln sind solche Testverfahren bei Humerusnägeln nur in kleiner Zahl ausgeführt worden und in ihrer Methodik sehr unterschiedlich.

Die Methodik der biomechanischen Untersuchungen setzt sich aus mehreren Einzelschritten zusammen, welche unter 6.4 ausführlich dargestellt wurden.

Zur Bestimmung von Druck-, Biege- und Torsionssteifigkeiten intramedullärer Nägel im implantierten Zustand verbietet sich der Versuch am Menschen wie auch im Tierexperiment, zumal beim Humerus bisher keine akzeptablen Modelle existieren. Denkbar wäre die Messung der Implantate in standardisierten Zylindern aus Kunststoff oder Holz.

Um eine möglichst realistische Situation zu simulieren, haben wir Humeri menschlicher Leichen verwendet. Dieses Vorgehen deckt sich mit allen relevanten Studien anderer Autoren, die Implantate für Humerusschaftfrakturen biomechanisch getestet haben (Brand 1996; Dalton 1993; Henley 1991; Schopfer 1994; Zimmerman 1994).

Um die Testbedingungen möglichst identisch für alle Implantate zu halten, haben wir den randomisierten Paarvergleich gewählt. Der vergleichende Einsatz von

Humeri der gleichen Person, verbunden mit der radiologischen und densiometrischen Absicherung nahezu identischer Proportionen und Knochendichte, senkt maximal das Risiko der Verfälschung von Messergebnissen und deren Interpretation durch signifikante Differenzen der Testkörper. Ein zusätzlicher Katalog mit Ausschlusskriterien (s. 6.2) erhöht die Identität der paarigen Testkörper.

Dies bedingt, dass nur zwei Implantate miteinander pro Paar verglichen werden. Für die eben genannten anderen Studien mit Humerusschaftimplantaten trifft dies nicht in gleicher Qualität zu. Zwar vergleicht Schopfer (1994) auch den Russell-Taylor-Nagel gegen den Seidel-Nagel, ohne in die betreffenden Humeri weitere Implantate einzusetzen und zu testen, aber er vergleicht beide Implantate nicht paarweise, sondern benützt jeweils einen Pool Leichenhumeri mit unterschiedlichen Stückzahlen für jedes Implantat. Die statistischen Nachteile gegenüber dem direkten Paarvergleich muss er durch eine höhere Zahl an Humeri ausgleichen.

Henley (1991) verwendete wie wir paarige Humeri, implantierte und testete aber bis zu drei verschiedene Systeme im gleichen Knochen. Insgesamt standen seinen Versuchen dafür nur 5 Paare zur Verfügung. Die Verlässlichkeit der Ergebnisse erscheint insbesondere durch die Möglichkeit der nichtkalkulierbaren Beeinflussung der Knocheneigenschaften durch die zuvor erforderlichen Bohrungen und Belastungen bei der Messung fragwürdig.

Ähnliches gilt für die biomechanische Studie von Dalton (1993), der ebenfalls paarige Humeri nutzte, aber hier drei Implantate testete (True-Flex-, Russell-Taylor- und Seidel-Nägel). Er versuchte, die Vorbelastung der Knochen dahingehend zu mildern, dass zuerst der unaufgebohrte und nicht verriegelte True-Flex-Nail und danach die aufgebohrten Nägel eingesetzt wurden.

Beim Vergleich der AO-Platte, Krallennagel und Seidel-Nagel in insgesamt acht personenidentischen Humeruspaaren und einem von zwei Spendern stammenden Paar wurden von Brand (1996) Paarvergleiche ausgeführt. Da aber hier drei verschiedene Vergleichskombinationen anfallen (AO–Krallennagel, AO–Seidel-Nagel, Krallennagel–Seidel-Nagel) stehen für jede Versuchsreihe nur drei Paare zur Verfügung, was für die statistische Auswertung insgesamt fragwürdig bleibt.

Zimmerman (1994) stellte unseren Versuchen vergleichbare Ansprüche an das Implantationsdesign seiner Studie. Er verwendete insgesamt 18 Humeruspaare. 18 Humeri wurden nach Querosteotomie mit Plattenosteosynthese stabilisiert und dienten als Referenzgruppe. Von den restlichen 18 wurden jeweils 6 Humeri mit einem von drei unterschiedlichen intramedullären Implantaten fixiert. Kritisierbar bleibt die Tatsache, dass die Verteilung nicht randomisiert erfolgte, sondern die Plattenosteosynthese jeweils an den linken Humeri ausgeführt wurde. Diese Kritik schwächt sich durch Ergebnisse von Henley (1991) ab, der bei der Messung intakter Humeruspaare keine Seitenunterschiede hinsichtlich Biege- und Torsionssteifigkeit fand.

Um möglichst realistische Verhältnisse des Knochen-Implantat-Konstruktes zu erzielen, ist auch die jeweilige Operationstechnik anzuwenden, die für den klinischen Einsatz vorgesehen ist. Da diese bei der retrograden Insertion des Russell-Taylor-Nagels mit jener des UHN identisch ist, wurden alle Nägel unserer Versuche in gleicher Weise ausschließlich durch den Erstautor implantiert. Die notwendigen Modifikationen für die Applikation der interfragmentären Kompression sind unter 6.1.1.4 und 6.4.3 beschrieben. Die sukzessive Implantation verschiedener Systeme im glei-

chen Knochen führt dazu, dass Kompromisse bei der Implantationstechnik einge-
gangen werden müssen. Dies lehnen wir für unsere Versuchsserien ab. Auch müssen
die Paarzahlen jeweils ausreichende Größen aufweisen, um Effekte systematischer
und zufälliger Fehler niedrig zu halten. Neun verschiedene Tibiamarknägel in 18
Knochenpaaren zu testen (Schandelmaier 1996) erlaubt nur eine sehr vorsichtige
Interpretation der Ergebnisse, da hier jedes Implantat nur in vier Knochen getestet
wurde und ein Paarvergleich ausgeschlossen ist.

Um die stabilisierten Humeri so wenig wie möglich vorzubelasten, haben wir auf
Leermessungen der intakten Humeri in den eigentlichen Versuchen, wie Dalton
(1993) auch, verzichtet. Hinzu kommt, dass hier von anderen Versuchen (Brand 1996;
Henley 1991; Schopfer 1994; Zimmerman 1994) Vergleichsdaten vorliegen. Da in
unserer Versuchsserie primär der Vergleich zwischen beiden Nagelsystemen im Vordergrund stand, hatte die Frage nach deren Verhältnis zum intakten Humerus untergeordnete Bedeutung.

Die Fixierung der zur Messung vorbereiteten Humeri muss sicher und standardisiert erfolgen. Unser in Abschn. 6.4.1.1 beschriebenes Vorgehen lehnt sich an Prüfvor-
schriften des AO-Forschungsinstitutes Davos (ARI) an. Die Einbettungsvorrichtung
sichert die achsengerechte Fixierung der Humeri, wobei die Einbettungsform kom-
patibel mit der Halterung beider für die Versuche verwendeter Materialprüfungsmaschinen ist.

Diskutabel ist die Verwendung der Einbettungsmasse. Analog zu den Arbeiten
von Zimmerman (1994) benutzten wir Polymethylmethacrylat (PMMA). Die dichte
Verbindung dieses Materials mit dem Knochen ist auch aus der Prothetik bekannt
und gewährleistet, dass auch partielle Ablösungen zwischen Knochen und Einbettungsmasse unter den auftretenden Kräften und Drehmomenten vernachlässigbar
sind (Mann 1997). Zur Diskussion stand auch ein in der Zahnprothetik eingesetzter
Zement („True Rock"). Wegen der bisher zu geringen Erfahrung mit diesem Material
in der biomechanischen Testung am Knochen wurde dies abgelehnt.

Schopfer (1994) und Dalton (1993) benutzten hierfür eine niedrig schmelzende
Wismut-Legierung (Cerrobend), Brand (1996) setzte eine wiederverwendbare, bei
70° C niedrigschmelzende Metall-Legierung (MCP 70, Fa. HEK, Lübeck) ein. Henley
(1991) fixierte hingegen mit einer nicht näher bezeichneten Gipsmasse.

Ein Vorteil dieser wiederverwendbaren Metall-Legierungen für unsere Versuchskategorie 2 wäre die Möglichkeit gewesen, an zuvor mit einem Spalt und einem nichtkomprimierten UHN versehenen Humeri im zweiten Schritt die interfragmentäre
Kompressionsnagelung durchführen zu können. Die Härte und der feste Verbund des
PMMA mit dem Knochen führte bei Entfernung des PMMA zu unkalkulierbaren
Absprengungen am Knochen, so dass hier als Lösung der neue Paarvergleich mit frischen Humeri gewählt wurde.

Fester Bestandteil der Methodik ist die Auswahl der Materialprüfungsmaschinen
und ihrer Fixierungsmodalitäten. Die zur Prüfung der Biegesteifigkeit eingesetzte
Vier-Punkte-Biegung wurde auch von Brand (1996), Dalton (1993) und Zimmerman
(1994) gewählt.

Die Aufhängung für die Vier-Punkte-Biegung erfolgt in einer eigens dafür ange-
fertigten Vorrichtung (s. 6.4.1), welche hinsichtlich ihres Funktionsprinzips denen
der eben genannten Autoren entspricht. Sowohl Biegung als auch Druck- und Zugkräfte lassen sich durch elektromagnetische spindelgetriebene Materialprüfmaschi-

nen applizieren und deren Auswirkungen dokumentieren. Die hier verwendete Instron-Maschine (Instron Corporation, Canton, MA/USA, Modell 4302) entspricht den gängigen Laborstandards und ist den in Deutschland häufig eingesetzten elektromechanisch spindelgetriebenen Zwick-Prüfmaschinen (Zwick GmbH, Ulm) funktionsgleich.

Für die Messung von Torsionssteifigkeiten eignet sich dieser Maschinentyp nicht. Um reine Torsion aufbringen zu können, muss die Maschine hydraulisch arbeiten können, entweder durch Öl- oder Luftdruck. Die im AO-Forschungsinstitut dafür individuell angefertigte Maschine arbeitet mittels Öl-Hydraulik.

Die Kombination elektromechanischer und individueller hydraulischer Materialprüfungsmaschinen für Versuche, wie hier dargestellt, ist nicht unüblich. Aufwendigere servohydraulische Prüfmaschinen erlauben die Testung sämtlicher angesprochener Kräfte und Drehmomente in einer Maschine. So nutzen die bereits genannten Autoren (Brand 1996; Dalton 1993; Henley 1991; Schopfer 1994; Zimmerman 1994) servohydraulische MTS-Prüfmaschinen. Als Nachteil der von uns eingesetzten hydraulischen Torsionmaschine ist zu nennen, dass zyklische Belastungen nicht möglich sind. Dies wäre von Interesse für die Frage der Auslockerung von Bolzen und damit verbundene später einsetzende Steifigkeitsminderung bei Langzeitbelastung.

Die Methodik der Berechnungen wird in den bisher zitierten Studien biomechanischer Testung von Implantaten zur Versorgung der Humerusschaftfraktur sehr unterschiedlich gehandhabt.

Wir sehen in dem Versuch zur Berechnung absoluter Steifigkeitswerte aus Elastizitätsmodulen der individuellen Kortikalis und Spongiosa einzelner Humeri und Elastizitätsmodulen der Implantate, einheitliche Module für die gesamte Konstruktion zu errechnen, einen nicht zweckbezogenen Weg, um den hier klinisch bezogenen Fragestellungen Antworten zu geben. Eine Wissenschaftlichkeit wird vorgetäuscht, die der Komplexität der rechnerischen Vereinigung zweier solch unterschiedlich geformter, charakterisierter und miteinander in Beziehung stehender Materialien nicht gerecht wird.

Die unter 3.2 beschriebenen Berechnungsansätze sind für die Beschreibung von Steifigkeitsverhältnissen ausreichend, wenn die Qualität des Paarvergleichs gewährleistet ist. In diesem Sinne fungieren die Humeruspaare als „Blackbox" identischer Qualitäten zur Aufnahme der jeweiligen Nägel.

Wenn auch die Vergleiche der Steifigkeiten zwischen den Nagelsystemen die erwünschten Antworten bieten, sind aber die absoluten Werte dieser Experimente nicht für Vergleiche zwischen den vorbestehenden Studien geeignet. Jede dieser Studien hat ihre versuchsspezifischen Unterschiede, die lediglich innerhalb der eigenen Experimente Vergleiche zulassen. So gibt Zimmerman (1994) lediglich Vergleiche von Steifigkeiten als Relativdaten auf den intakten Humerus bezogen an. Auch widerspricht das Ergebnis von Schopfer (1994), wonach der Russell-Taylor deutlich höhere Torsionssteifigkeiten im Vergleich zum Seidel-Nagel aufweist, jenen Ergebnissen von Henley (1991), bei denen sich beide Nägel sehr ähnlich verhielten. Die Ursache dieser Diskrepanz liegt weniger im experimentellen Aufbau als vielmehr an den Berechnungsmethoden.

9.3
Biomechanische Unterschiede des UHN im Vergleich zum Russell-Taylor-Nagel

Bereits während der Versuchsvorbereitungen und der Vorversuche wurde deutlich, dass zwischen beiden Implantaten im Handling bei der Insertion Unterschiede bestehen. Subjektiv wirkte der Russell-Taylor-Nagel biegesteifer. Dies zeigte sich vor allem an der Kontaktstelle des Nagels mit dem dorsokranialen Kortikalisrand des Insertionsloches, wo vermehrt Spannung auftrat. In einigen Knochen der Vorversuchsreihe war sichtbar, dass bei zunehmendem Einbringen des Nagels Fissuren und teilweise auch lamellenartige Ausbrüche am Rand des Insertionsloches auftraten.

Des Weiteren wird dieser Effekt durch die Konzeption der mit der Nagelbasis verbundenen Bohrführung verschärft, die vom Kaliber der Nagelbasis ausgehend einen konisch ansteigenden Durchmesser aufweist und durch den Kontakt mit dem Kondylenmassiv die Hebelkräfte am Insertionsloch deutlich erhöht. Der einseitig daran angebrachte Zielbügel bringt zusätzliche Zwänge auf die Kondylen. Beim rechten Humerus betrifft dies den Condylus medialis, beim linken den Condylus lateralis. Solche Fissuren mögen beim klinischen Einsatz durch Weichteilüberlagerung unentdeckt bleiben. Allerdings zeigte sich bei unseren Vorversuchen an den hierfür verwendeten Humeri mit Formalin vorbehandelter Leichen, dass bei erhöhter Sprödigkeit des Knochens und geringer Größe des Markraums solche Fissuren bis zum Verriegelungsloch der Nagelbasis auslaufen können. In diesen Fällen der Vorversuchsreihe kam es auch bei geringen Torsionsmomenten zur Ausrissfraktur bei insgesamt erniedrigter Torsionssteifigkeit. Da der Russell-Taylor-Nagel lediglich über eine Verriegelungsschraube an seiner Basis verfügt, kann diese Schwächung kaum kompensiert werden.

Die bei einer klinischen Untersuchung des Nagels von Rommens (1995a) bereits vermisste Möglichkeit der statischen Verriegelung des Nagels und dadurch geminderten Rotationsstabilität in Situationen, in denen sich der Nagel kaum in der Markhöhle verklemmt, fiel auch im Experiment bereits vor den eigentlichen Messungen negativ auf.

Bereits bei manueller Torsion jener Humeri, die mit dem Russell-Taylor-Nagel fixiert wurden, bestand ein deutliches Spiel in der Osteotomieebene. Dies war verbunden mit einer auffälligen Freiheit beider Verriegelungsschrauben in der Torsion, aber besonders deutlich bei Zug und Druckkräften durch die schlitzförmige Vorrichtung zur Verriegelung.

Diese Eigenschaften waren beim statisch verriegelten UHN nicht zu beobachten.

Die Messergebnisse der Versuchsreihen bestätigen diese subjektiven Eindrücke. Sowohl in anterior-posteriorer wie auch mediolateraler Richtung ist die Steifigkeit unter Vier-Punkte-Biegung bei Stabilisierung mit dem RT signifikant höher, wobei in beiden Nagelverfahren die mediolaterale über der anterior-posterioren Steifigkeit liegt.

Für das unterschiedliche Verhalten beider Nägel gibt es mehrere Erklärungen. Einerseits ist gerade bei der Biegebelastung die Rolle der Verriegelung untergeordnet, im Vergleich zu Druck- und Torsionskräften. Bei der Biegung bietet vor allem die Steifigkeit des Nagels selbst den entsprechenden Widerstand. Druckmessungen sind bei dem statisch nicht verriegelbaren RT mit Osteotomiespalt nicht möglich, da der

Spalt bei der Aufbringung von Druckkräften geschlossen würde. Bei der Torsion sind es vor allem die Bolzen, die das Torsionsmoment abfangen und auf den Nagel über- tragen. Andererseits ist der etwas höhere Durchmesser des RT von 8 mm gegenüber 7,5 mm des UHN mitverantwortlich. Darüber hinaus liegt die Steifigkeit von Stahl (Elastizitätsmodul $E = 180$ GPa), wie beim RT, über jener von Titanlegierungen (Elas- tizitätsmodul $E = 110$ GPa), wie beim UHN.

Beim Steifigkeitsvergleich für beide Nägel gemäß Durchmesser und Material ergibt sich ein Verhältnis der Biegesteifigkeiten von RT zu UHN von etwa 2,26 nach folgendem Rechenmodus:

$$\frac{E_{RT}}{E_{UHN}} \cdot \frac{I_{RT}}{I_{UHN}} = \frac{180}{110} \cdot \left(\frac{8}{7,5}\right)^4 = \frac{180}{110 \cdot 1,38} = 2,26$$

Dies ist das reine Nagelsteifigkeitsverhältnis. Da die Messungen in den dargestellten Experimenten an einer Konstruktion aus Knochen und Nägeln durchgeführt wurden, nivelliert der Knochen diesen Unterschied zu einem niedrigeren Verhältnis gemäß

$$\frac{E_{RT}I_{RT} + X_{Knochen}}{E_{UHN}I_{UHN} + X_{Knochen}}$$

Das bedeutet, dass dieses Verhältnis umso mehr gegen 1 geht, je steifer der Knochen ist. Zusätzlichen Einfluss besitzen auch die Bolzen.

Übertragen auf die klinische Realität ist die geringere Biegesteifigkeit des UHN gegenüber dem RT durchaus als vorteilhaft anzusehen. Ihre Bedeutung für die Frak- turheilung der vorwiegend auf Rotation beanspruchten Humerusschaftfraktur ist jener der Torsionssteifigkeit untergeordnet. Hingegen macht sich eine etwas erhöhte Biegeflexibilität beim Einbringen des Nagels durch mindere Zwänge am Insertions- loch positiv bemerkbar. Das Risiko oben genannter Fissuren oder gar Frakturen bereits bei der Nagelinsertion ist beim UHN geringer.

Im Vergleich der Biegesteifigkeit des RT zum intakten Knochen und anderen Implantaten geben die Ergebnisse von Henley (1991) Aufschluss. Der RT zeigt bei der Biegung in a.-p.-Richtung die nahezu identische Steifigkeit des intakten Humerus und ist deutlich steifer als Ender-Nägel, Hackethal-Nägel, die DC-Platte und auch in geringem Maße der Seidel-Nagel. In der mediolateralen Ebene ist er etwas weniger steif als der intakte Knochen ($p = 0,039$), aber deutlich steifer als Ender-Nägel, Hacke- thal-Nägel und die DC-Platte. Zwischen Russell-Taylor- und Seidel-Nagel sind die Ergebnisunterschiede nicht signifikant. Allerdings lassen sich Henleys und unsere Ergebnisse nicht direkt numerisch vergleichen, da sie auf anderen Grundlagen errechnet wurden.

In den Versuchen von Dalton (1993) verfügt der Seidel-Nagel in beiden Richtungen der Vier-Punkte-Biegung über höhere Steifigkeitswerte im Vergleich zum Russell- Taylor-Nagel, allerdings sind diese Unterschiede nicht signifikant. Signifikant höher sind diese Werte hingegen bei beiden Nägeln im Vergleich zum nicht verriegelten True-Flex-Nail.

Der direkte numerische Vergleich ist auch hier zu unseren und auch zu den Ergeb- nissen von Henley nicht möglich, da der Berechnungsmodus auf anderen Grundla- gen aufbaut ist und die Rohdaten nicht publiziert sind.

Der subjektive Eindruck des hohen initialen Spiels unter Torsion beim Russell- Taylor-Nagel bestätigt sich in den Messungen. Bei Drehmomenten von 4 Nm, 6 Nm und 8 Nm werden beim RT unter Torsionsbelastung signifikant um mehr als das Doppelte höhere Auslenkungswinkel erreicht. Spiegelbildlich erzielt der UHN bei diesen Torsionsmomenten um mehr als das Doppelte höhere Torsionssteifigkeiten. Dies bedeutet, dass das Ineinandergreifen von Nagel, Verriegelungsschrauben und Knochen beim RT erst nach Auslenkungen von im Mittel 34,9° beginnt, wenn man das damit verbundene Torsionsmoment von 2 Nm als Ende der Leerlaufphase ansieht. Dem steht der UHN mit 10,6° an dieser Stelle entgegen. Für den klinischen Einsatz ist zu erwarten, dass dies für die Fixierung von Frakturen mit geringer oder gar fehlender Verzahnung ein Risiko für Knochenheilungsstörungen darstellt. Allerdings bleibt zu vermuten, dass die zusätzliche Stabilisierung durch die umgebende Muskulatur, Fragmentverzahnung und Torsionsmomentableitung über das Schultergelenk diesen negativen Effekt abzumildern vermag.

Die Betrachtung der Torsionssteifigkeit als Steigung der Tangente im linearen Bereich der Belastungskurven berücksichtigt das initiale Spiel an der Schnittstelle Knochen-Bolzen-Nagel nicht, da sie einen Differenzbetrag der Torsionsmomente bei 8 Nm und 6 Nm zur Grundlage hat. Sie spiegelt nur Steifigkeitszunahmen in der Torsionsmomentssteigerung von 6 Nm auf 8 Nm wider, in einem Bereich, wo der Bolzen sich im Nagel wie auch im Knochen verklemmt hat. Hier kommt die mechanische Steifigkeit der Nagels und der Bolzen im Einzelnen zum Tragen. Dadurch entstehen keine signifikant unterschiedlichen Steifigkeitswerte.

Die finale Torsion zum Bruch gibt keine weiteren Aussagen über die Torsionssteifigkeit der einzelnen Nägel oder, was den Kliniker interessiert, über die Frakturstabilisierungspotenz des Systems. Hier spiegelt sich die bereits durch die Torsionsergebnisse bei niedrigen Torsionsmomenten gewonnene Erkenntnis wider, dass der RT bei gleichen Torsionsmomenten wesentlich weiter ausgelenkt wird. Bei einigen Knochenpaaren war dies so weit, dass die 95° maximal mögliche Auslenkung nicht zum Bruch führte (Blum 1999d, 2000).

Interessant ist, dass, wenn es zum Bruch kommt, die Frakturlinie in den meisten Fällen durch die basisnahen Verriegelungsbohrungen läuft. Die Bolzen, die die Torsionssteifigkeit des Systems einerseits garantieren, werden hier als Hebelarm mit Energiekonzentration am Verriegelungsloch wirksam.

Henley (1991) listet in seiner Studie lediglich den Wert der Messung der Torsionssteifigkeit im linearen Bereich auf, der für den RT (0,43 Nm/°) in einer unseren Messungen (0,76 Nm/°) vergleichbaren Größenordnung liegt. In seiner Untersuchung zeigt der RT damit keine signifikanten Unterschiede zum Seidel-Nagel, was den Ergebnissen von Dalton (1993) entspricht. Deutlich geringere Werte traten im Vergleich zur DC-Platte und höhere Werte zum intakten Humerus auf.

Daraus spricht, dass für die Erhöhung der Rotationsstabilität der Frakturversorgung bei kritischen Quer- und kurzen Schrägfrakturen des Humerusschaftes weniger der Nagel selbst als seine Verankerung im Knochen entscheidend ist. Aus unseren und den Versuchen Henleys muss man schließen, dass der Ersatz des Seidelschen Spreizmechanismus durch eine einzige Verriegelungsschraube, die dazu in einem Schlitz mit entsprechendem Spiel mit dem Nagel verklemmt werden soll, nicht die gewünschte Steigerung der Torsionssteifigkeit des fixierten Knochens bietet. Erst durch die statische Verriegelung beim UHN lassen sich die großen Winkelauslenkungen bei physiologisch auftretenden Drehmomenten am Humerusschaft von 4 Nm deutlich senken.

9.4
Biomechanische Unterschiede des UHN mit und ohne interfragmentäre Kompression

Die klinischen Erfahrungen mit dem Russell-Taylor-Nagel (Rommens 1995a, b), mit dem Prototypen des UHN ohne Kompressionsmöglichkeit (Blum 1997a) sowie mit der Tatsache, dass Problemfrakturen, die vor Verfügbarkeit des Kompressionsgerätes mit einem UHN versorgt wurden und einen Zweiteingriff erforderten, mit UHN und interfragmentärer Kompression zur Ausheilung gelangten (Blum 1998), waren Grundlage für die zweite Versuchskategorie. Wie bereits bei der Diskussion der elastischen Markraumschiener betont, liegen uns keinerlei konkrete Zahlen über das Ausmaß notwendiger Stabilitäts- und Steifigkeitsmessungen vor, um bei bestimmten Frakturen die notwendige Ruhigstellung einerseits, die notwendigen Mikrobewegungen andererseits für eine optimale Frakturheilung zu garantieren. Aus den Erfahrungen der Entstehung von Pseudarthrosen bei Quer- und kurzen Schrägfrakturen postulieren wir die Notwendigkeit maximaler Rotationsstabilität bei deren Versorgung. Die Rolle der Verbesserung der Rotationsstabilität des UHN-Systems insbesondere für diese Frakturtypen sollte hier geprüft werden (Blum 2000).

Die biomechanischen Messungen zeigten, dass durch zusätzliche interfragmentäre Kompression sowohl die Steifigkeit unter Vier-Punkte-Biegung in anterior-posteriorer wie auch mediolateraler Richtung und unter Druckbelastung signifikant ansteigt.

Dies bedeutet für die Klinik, dass ein zunächst weniger biegesteifes Implantat die Insertion erleichtert und das Risiko zusätzlicher Frakturen oder Fissuren senkt, im Endzustand der Fixation aber nach interfragmentärer Kompression höhere Biegesteifigkeiten aufweist.

Bisher sind Kompressionsgeräte für die intramedulläre Nagelung des Humerusschaftes nicht beschrieben worden, somit liegen auch keine biomechanischen Vergleichsstudien mit anderen Nageltypen vor. Bekannt ist das beim UHN angewandte Prinzip, Druck auf den dynamischen Verriegelungsbolzen zu bringen und damit Kompression auf den Frakturspalt zu übertragen, von der Tibianagelung (Ritter 1987, 1989). Allerdings besitzt die Tibia in Anbetracht der vorwiegend axialen Belastung die Möglichkeit, durch dynamische Verriegelung bei zunehmender Belastung direkt im Frakturspalt interfragmentär komprimiert zu werden. Der Russell-Taylor-Humerusnagel leitet sich von dem Russell-Taylor-Tibianagel ab, und dieser dynamische Verriegelungsmodus ist beiden Nägeln eigen. Allerdings ist dieses dynamische Prinzip beim Humerus nicht sinnvoll anzuwenden, da dieser vor allem auf Rotation beansprucht wird. Somit macht die Möglichkeit, bei Implantation aktiv interfragmentär komprimieren und anschließend statisch verriegeln zu können, beim Humerusschaft mehr Sinn als bei der Tibia.

Der Effekt dieser Kompression wirkt sich nicht nur durch Erhöhung der Biege- und Drucksteifigkeit aus, sondern es erhöht sich die Torsionssteifigkeit durch interfragmentäre Kompression auch unter Torsionsbelastungen mit Drehmomenten von 4 Nm, 6 Nm und 8 Nm signifikant. Die Torsionssteifigkeit im linearen Bereich ist nicht signifikant unterschiedlich. Offen bleibt die Frage, wie deutlich dieser Effekt ausfallen würde, wenn bei den nichtkomprimierten Humeri auf ein Gap an der Osteotomie verzichtet würde. (Die Begründung für das Gap als wichtiger Bestandteil des Versuchsaufbaus wurde in Abschn. 6.4.2 gegeben.)

Die Ergebnisse der finalen Torsion zum Bruch geben keine weiteren Aufschlüsse zur Frage der Torsionssteifigkeit, da keine signifikanten Unterschiede bestehen. Teilweise entsteht die Fraktur in der Gruppe der mit UHN und interfragmentärer Kompression stabilisierten Humeri bei niedrigerem Drehmoment, teilweise bei höherem Drehmoment, verglichen mit jenen ohne interfragmentäre Kompression. Man kann daraus schließen, dass der zusätzliche Stabilisierungseffekt durch die Kompression bei höheren Drehmomenten verloren geht. Allerdings liegen die bei der Torsion zum Bruch aufgebrachten Drehmomente weit außerhalb des physiologischen Bereiches.

9.5
Biomechanische Unterschiede des Humerus mit und ohne distale Insertionslochbohrung zur retrograden Marknagelung

Der Einfluss eines Insertionsloches zur Markhöhle auf die Steifigkeiten langer Röhrenknochen ist bislang nicht untersucht. Brüche in Schraubenbohrlöchern nach Belastung sind dem Kliniker bekannt. Diese werden durch biomechanisch ungünstig angebrachte Platten gefördert.

Ob allerdings bei korrekt angebrachtem Insertionsloch und regelrecht verriegeltem Humerusnagel das Frakturrisiko des Humerus erhöht ist, lässt sich aus der klinischen Erfahrung nicht beantworten. Kritiker befürchten speziell beim retrograden Zugang zum Humerusschaft eine deutliche Schwächung des Knochenrohres (Hegelmaier 1993). Diese müsste einerseits zu einer Minderung der Steifigkeiten des Knochens, andererseits auch bei geringeren Kräften oder Drehmomenten zur Fraktur mit Einbeziehung des Insertionsloches führen.

Unsere Untersuchungen zeigen weder in anterior-posteriorer noch in mediolateraler Richtung unter Vier-Punkte-Biegung, noch unter Druckbelastung signifikante Unterschiede der Steifigkeiten mit oder ohne Insertionsloch. Bei allen drei Belastungsarten finden sich Paare mit höheren Steifigkeitswerten mit Insertionsloch wie auch ohne Insertionsloch. Daraus muss geschlossen werden, dass die ovale Bohrung der Länge von 2 cm und Breite von 1 cm keine klinisch relevante Senkung der Biege- und Druckbelastung des Humerusschaftes bewirkt.

Anders gestaltet es sich für die Torsionsbelastung. Für den physiologischen Bereich bei Torsionsmomenten von 4 Nm, 6 Nm, 8 Nm und im linearen Bereich finden sich mit oder ohne Insertionsloch ebenfalls keine signifikanten Unterschiede der Torsionssteifigkeiten. Kommt es hingegen zu weiter ansteigenden Torsionsmomenten bis hin zur Torsion zum Bruch, werden die Unterschiede signifikant. Der unversehrte Humerus verträgt im Paarvergleich höhere Torsionsmomente und deutlich höhere Auslenkungswinkel, bis er unter Torsion frakturiert.

Die Schlussfolgerung aus diesen Daten besagt, dass unter physiologischen Biege- und Rotationsbeanspruchungen vonseiten des Insertionsloches nach Fixierung einer Humerusschaftfraktur mit einem retrograden Verriegelungsnagel keine wesentliche Gefahr für die Entstehung einer zweiten Fraktur mit Bezug zum Insertionsloch zu erwarten ist. Auch ist ein negativer Einfluss auf die Biege- und Torsionssteifigkeit und somit auch auf die Knochenheilung nicht zu erwarten (Blum 1999c).

Auch Lin (1998) findet bei einer biomechanischen Studie zu den Unterschieden ante- und retrograder Insertion solider Nägel am Humerusschaft eine lediglich 11,1%

betragende Reduktion der Knochensteifigkeit durch das retrograde Insertionsloch und stuft dies als bedeutungslos ein.

Vorsicht geboten ist allerdings bei Belastungsarten, vor allem durch Sport oder lastintensive Arbeiten mit ausgeprägter Rotationskomponente. Zumindest bis zur knöchernen Ausheilung der Fraktur sollte damit Zurückhaltung geübt werden. Dies gilt nicht nur für die Verriegelungsnagelung, sondern für alle retrograden Verfahren des Humerus.

Die klinischen Erfahrungen sowohl mit der retrograden Nagelung durch Markraumschiener (Baranowski 1989; Brug 1994; Durbin 1983; Hall 1987; Heimel 1979; Henley 1992; Henning 1988; Kocher 1980; Kurock 1996; Pritchett 1985; Rodriguez-Merchan 1995; Rush 1987) als auch mit Verriegelungsnägeln (Rommens 1995a; Rommens 1998b; Blum 1997a; Blum 1998) zeigen einzelne Fälle von bereits bei der Insertion entstehenden Frakturen und Fissuren, die auf die Implantationstechnik zurückgeführt werden. Inwiefern das Insertionsloch ursächlich an Störungen der Knochenheilung beteiligt ist, lässt sich klinisch nicht differenzieren. Allerdings sprechen die eben dargestellten Ergebnisse zumindest aus biomechanischer Sicht dagegen.

10 Schlussfolgerung

Aus den im Experiment erhaltenen Ergebnissen lassen sich folgende Schlüsse ziehen:

- Der unaufgebohrte Humerusnagel UHN übertrifft signifikant den Russell-Taylor-Humerusnagel hinsichtlich seiner Kapazität, den für den Humerus typischen Torsionskräften nach Fixierung von Schaftfrakturen Widerstand zu bieten.
- Seine geringere Biegesteifigkeit, sein für den retrograden Zugang angepasstes Design mit geringerer Basiskrümmung wie auch die Charakteristiken des Zielbügels erleichtern die Insertion des Nagels wesentlich im Vergleich zum Russell-Taylor-Humerusnagel.

Problemfrakturen wie Quer- und kurze Schrägfrakturen des Humerus, bei denen das Risiko der gestörten Knochenheilung aufgrund verminderter Torsionsstabilität erhöht ist, können durch den UHN deutlich stärker fixiert werden. Diese Stärke erhöht sich nochmals signifikant bei Einsatz eines zusätzlichen Gerätes zur interfragmentären Kompression beim UHN.

Die für die retrograde Insertion erforderliche Bohrung an der distal-dorsalen Humeruskortikalis stellt für physiologische Drehmomente bis 8 Nm keine wesentliche Schwächung des Humerus dar. Dort entstehende zusätzliche Frakturen können allerdings durch Zwänge bei nicht artgerechter Implantationstechnik auftreten. Werden Drehmomente von 8 Nm überschritten, wird der Humerus durch diese Bohrung vulnerabler im Vergleich zum intakten Humerus.

Aus der Diskussion der bisherigen klinischen und biomechanischen Literatur lässt sich erkennen, dass der Russell-Taylor-Humerusnagel selbst bereits Verbesserungen und Vorteile gegenüber anderen intra- und extramedullären Verfahren bietet.

Zusammenfassend mit den klinischen Erfahrungen im Einsatz des UHN beurteilen wir den unaufgebohrten Humerusnagel (UHN) als ein ausgereiftes Implantat in der Vervollständigung der unaufgebohrten Verriegelungsnägel für Femur und Tibia. Er wird seiner Aufgabe gerecht, bei schonendem retrogradem Zugangsweg und biologischer Behandlung der Frakturzone eine Frakturstabilisierung mit einem hohen Maß an Torsionsstabilität zu gewährleisten. Die guten Ergebnisse der Schulter- und Ellenbogengelenkbeweglichkeit bei mit dem UHN versorgten Patienten, teilweise schon in der ersten postoperativen Woche, bestätigen dies. Auf dieser Grundlage propagieren wir den retrograden Zugang für die operative Behandlung von Humerusschaftfrakturen und nutzen den antegraden Zugang nur in Ausnahmefällen, in denen es die Patientensituation wünschenswert macht, weil die Vorteile der retrograden Nagelung deren Aufwand nicht aufwiegen würde.

Offen bleiben Fragen insbesondere hinsichtlich des Ausmaßes sinnvoller Mikrobewegungen am Frakturspalt für die Güte und Geschwindigkeit der Frakturheilung. Welche Grenze ist der Torsionssteifigkeit des Knochen-Nagel-Bolzen-Konstrukts gesetzt, um schließlich doch die angestrebte Heilung zu verhindern?

Antworten auf diese Fragen können durch biomechanische Untersuchungen, wie sie hier präsentiert werden, aber auch durch klinische Untersuchungen nicht gegeben werden. Um reine Spekulationen, wie sie bisher angestellt werden, in Zukunft vermeiden zu können, sind aussagefähige Tierversuchsmodelle zu erstellen, welche die Fragestellung der Knochenheilung des Humerus unter verschiedenen Steifigkeitsverhältnissen klären könnten.

Der Humerus ist allerdings weit „menschenspezifischer" als vergleichsweise Tibia oder Femur. Dies erschwert die Auswahl eines geeigneten Tieres, welches ähnliche Belastungen des Humerus aufbringt wie der aufrecht gehende Mensch. Bei der Wahl von Primaten stößt man auf ethische Probleme. Dennoch wäre es unwissenschaftlich, die Art der Knochenheilung am Humerus einfach derjenigen von Tibia und Femur gleichzusetzen.

Leichter sind Fragen zu klären, die sich beispielsweise in der Wahl der geeigneten Bolzenkombination des UHN bei unterschiedlichen Frakturtypen stellen. Hierzu stellt das von uns vorgestellte biomechanische Versuchsverfahren eine qualitativ hochwertige Grundlage dar und wird uns auch in den nächsten Jahren dafür zur Verfügung stehen.

Literatur

American Society for Testing and Materials (ASTM) (1974) Standard recommended practise for static bend and torsion testing of intremedullary rods. ASTM, Philadelphia, F 383

American Society for Testing and Materials (ASTM) (1996) Standard guide for mechanical performance considerations for intramedullary fixation devices. ASTM, Philadelphia, F 1264–1296

Bain GI, Sandow MJ, Howie DW (1996) Treatment of humeral shaft fractures with the Seidel intramedullary nail. Aust N Z J Surg 66: 156–158

Bandi W (1964): Indikationen und Technik der Osteosynthese am Humerus. Helv Chir Acta 31: 89–100

Bandi W (1980) Probleme der Indikationstellung zur Osteosynthese von Oberarmschaftbrüchen. Hefte Unfallheilkd 148: 372–375

Baranowski D, Brug E (1989) Aktuelle Indikationen zur Bündelnagelung. Unfallchirurg 92: 486–494

Barnes CE, Shuler TE (1993) Complications associated with the Seidel nail. Orth Rev 12: 699–706

Baumgart F (1991a) Normvorschlag/Technische Richtlinie SNV 129/N1 (basierend auf Qualitätssicherungsdokumenten der Fa. Mathys AG Bettlach). AO/ASIF Davos Interne Publ

Baumgart F (1991b) Stiffness – an unknown world of mechanical science? AO/ASIF Davos Interne Publ

Bell MJ, Beauchamp CG, Kellam JK, McMurtry RY (1985) The results of plating in patients with multiple injuries: the Sunnybrook experience. J Bone Joint Surg (Br) 67: 293–296

Bigolin G (1995) UHN – Investigation report 4162. Robert Mathys Foundation, Bettlach (Schweiz): 1–6

Bleeker WA, Nijsten MWN, ten Duis HJ (1991) Treatment of humeral shaft fractures related to associated injuries. Acta Orthop Scand 62: 148–153

Blum J, Rommens PM, Janzing H (1997a) The unreamed humeral nail – a biological osteosynthesis of the upper arm. Acta Chir Belg 97: 184–189

Blum J, Rommens PM (1997b) Surgical approaches to the humeral shaft. Acta Chir Belg 97: 237–243

Blum J, Rommens PM, Janzing H, Langendorff HS (1998) Retrograde Nagelung von Humerusschaftfrakturen mit dem UHN – eine internationale multizentrische Studie. Unfallchirurg 101: 342–352

Blum J, Rommens PM (1999a) First experiences in antegrade and retrograde implantation technique and bone healing with an unreamed humeral nail (UHN). Osteosynthese International 7-51:76–82

Blum J, Machemer H, Baumgart F, Schlegel U, Wahl D, Rommens PM (1999b) Biomechanical comparison of bending and torsional properties in retrograde intramedullary nailing of humeral shaft fractures. J Orthop Trauma 13:344–350

Blum J, Högner M, Baumgart F, Schlegel U, Wahl D, Rommens PM (1999c) Die retograde Eröffnung der Oberarmmarkhöhle. Biomechanische Untersuchung zur Stabilitätsänderung des Humerusschaftes. Unfallchirurgie 25:207–214

Blum J, Machemer H, Högner M, Baumgart F, Schlegel U, Wahl D, Rommens PM (1999d) Biomechanical aspects of intramedullary nailing of the humeral shaft using the unreamed Universal Humeral Nail (UHN) Injury 30:S-C55-S-C63

Blum J, Machemer H, Högner M, Baumgart F, Schlegel U, Wahl D, Rommens PM (2000) Biomechanik der Verriegelungsmarknagelung bei Oberarmschaftfrakturen – Vergleichsuntersuchungen zweier Marknagelsysteme und des Effektes der interfragmentären Kompression beim UHN. Unfallchirurg 103: 183-190

Böhler L (1964) Gegen die operative Behandlung von frischen Oberarmschaftbrüchen. Langenbecks Arch Klin Chir 308: 465–475

Bonnaire F, Seif El Nasr M (1997) Indikation und Technik der Plattenosteosynthese am Oberarmschaft. Akt Traumatol 27: 86–90

Brand D, Duda G, Schneider E, Seidel H (1995) Einfluß von Schulterposition und Muskelaktivität auf die Kräfte und Momente entlang des Humerusschaftes. In: Gahr RH, Hein W, Seidel H (Hrsg) Dynamische Osteosynthese. Springer, Berlin Heidelberg New York Tokyo

Brand D, Knopf U, Seidel H, Schneider E (1996) Stabilisierung von Humerusschaftfrakturen – vergleichende biomechanische Untersuchungen. Osteo Int 4: 235–245

Browner B (1996) The science and practice of intramedullary nailing. William & Wilkins, Baltimore

Brug E, Westphal T, Schäfers G (1994) Differenzierte Behandlung der Humerusdiaphysenfrakturen. Unfallchirurg 97: 633–638

Brumback RJ, Bosse MJ, Poka A, Burgess AR (1986) Intramedullary stabilization of humeral shaft fractures in patients with multiple trauma. J Bone Joint Surg (Am) 68: 960–970

Brumback RJ (1996) The rationales of interlocking nailing of the femur, tibia, and humerus. Clin Orthop 324: 292–320

Burstein AH, Wright TM (1997) Biomechanik in Orthopädie und Traumatologie. Thieme, Stuttgart

Butts MK, Bechtold JE, Hoeltzel DA, Kyle RF, Gustilo RB (1989) Testing method for evaluating bending stiffness and torsional stability of femurs implanted with intramedullary nails. In: Harvey JP, Daniels AU, Games RF (eds) Intramedullary rods: Clinical performance and related laboratory testing. ASTM, Philadelphia

Camden P, Nade S (1992) Fracture bracing the humerus. Injury 23: 245–248

Cheng J, Lau PY (1997) Distal fracture with hypertrophic non-union: a complication of Seidel humeral nail. Injury 28: 223–226

Claudi BF, Oedekoven G (1991) Biologische Osteosynthesen. Chirurg 62: 367–377

Cochran GB (1982) A Primer of Orthopaedic Biomechanics. Churchill Livingston, New York

Cordey J (1992) Quantitative computed tomography: from linear absorption coefficients to bone mass. Injury 23 (Suppl 2): 47–53

Cordey J, Brunner U, van Frank E, Moor R, Rahn BA, Senn R (1994) From x-rays to quantitative computed tomography in experimental orthopaedic research: qualitative and quantitative data analysis. In: Barbosa MA, Campilho A (eds) Imaging techniques in biomaterials. Elsevier Science, Amsterdam, pp 243–266

Currey JD (1988) The effect of porosity and mineral content on the Young's modulus of elasticity of compact bone. J Biomech 21: 131–139

Dabeziers EJ, Banta CJ, Murphy CP, d'Ambrosia RD (1992) Plate fixation of the humeral shaft for acute fractures, with and without radial nerve injuries. J Orthop Trauma 6: 10–13

Dalton JE, Salkeld SL, Satterwhite YE, Cook SD (1993) A biomechanical comparison of intramedullary nailing systems for the humerus. J Orthop Trauma 7: 367–374

Dameron TB, Grubb SA (1981) Humeral shaft fractures in adults. South Med J 74: 1461–1467

Derweduwen J (1979) A new intramedullary compression device for fractures and pseudoarthrosis of the long bones. Acta Orthop Belg 45: 659–665

Dijkstra S, Stapert J, Boxma H, Wiggers T (1996) Treatment of pathological fractures of the humeral shaft due to bone metastasis: a comparison of intramedullary nail and plate osteosynthesis with adjunctive bone cement. Eur J Surg Oncol 22: 621–626

Durbin RA, Gottesman MJ, Saunders KC (1983) Hackethal stacked nailing of humeral shaft fractures. Clin Orthop 179: 168–174

Eberle C, Keller H, Guyer P, Metzger U (1992) Stabile Verriegelungsmarknagelung bei Humerusfrakturen mit dem Seidel-Nagel. Helv Chir Acta 59: 673–677

Eilenberger S (1982) Die Marknagelung der Oberarmschaftfraktur nach Küntscher. Med Welt 33: 1542–1544

Evans PD, Conboy VB, Evans EJ (1993) The Seidel humeral locking nail: an anatomical study of the complications from locking screws. Injury 24: 175–176

Eveleigh RJ (1995) A review of biomechanical studies of intramedullary nails. Med Eng Phys 17: 323–331

Fattah HA, Halawa EE, Shafy THA (1983) Non-union of the humeral shaft: a report on 25 cases. Injury 14: 255–262

Forster RJ, Dixon GL, Bach AW, Appleyard RW, Green TM (1985) Internal fixation of fractures and non-unions of the humeral shaft: indications and results in a multicenter study. J Bone Joint Surg (Am) 67: 857–864

Forster RJ, Swiontkowski MF, Bach AW, Sack, JT (1993) Radial nerve palsy caused by open humeral shaft fractures. J Hand Surg 18: 121–124

Frankenberg EP, Gross GJ, Blasier RB (1993) Biomechanical analysis of humeral shaft fractures fixed with intramedullary nailing systems for the humerus. In: Proceedings of the 39th Annual Meeting of the Orthopaedic Research Society, San Francisco, p 108

Gallagher JE, Keogh P, Black J (1988) Humeral medullary nailing – a new implant. Injury 19: 254–256

Garlipp M (1981) Die iatrogene Durchtrennung des N. radialis – eine Sorgfaltspflichtverletzung? Zbl Chirurgie 106: 1210–1212

Garnavos C, Lunn PG (1994) Preliminary clinical experience with a new fluted humeral nail. Injury 25: 241–245

Genant HK, Faulkner KG, Gluer CC, Engelke K (1993) Bone densitometry: current assessment. Osteoporos Int 3 (Suppl 1): 91–97

Giebel G, Tscherne H, Reißmann K (1986) Die gestörte Frakturheilung am Oberarm – Ätiologie, Therapie und Ergebnisse von 40 aseptischen Fällen. Unfallchirurg 89: 353–360

Goessens ML, Wildenberg FJ v. d., Eggink GJ, Stapert JW (1996) The telescopic locking nail for humerus. Osteo Int 4: 270–274

Goldhahn S, Bach O, Friedel R, Markgraf E (1996) Funktionelle Knochenbruchbehandlung am Oberarm. Unfallchirurgie 22: 209–215

Goodship AE, Watkins PE, Rigby HS, Kenwright J (1993) The role of fixator frame stiffness in the control of fracture healing. An experimental study. J Biomech 25: 1027–1035

Grosse A (1987) Verriegelungsnagelung beim Weichteilschaden. In: Schmidt-Neuerburg KP, Stürmer KM (Hrsg) Die Tibiaschaftfraktur beim Erwachsenen. Springer, Berlin Heidelberg New York Tokyo

Grütter R, Cordey J, Koller B, Wahl D (1996) Torsional strength of human cadaver tibiae: The size is more important than the degree of osteoporosis. In: Van der Sloten J, Lowet G, Van Audekecke R, Van de Perre G (eds) Abstracts. European Society of Biomechanics, 10th Conference, Leuven, p 106

Gustilo RB, Mendoza RM, Williams DN (1984) Problems in the management of type III (severe) open fractures. A new classification of type III open fractures. J Trauma 24: 742–746

Habernek H, Orthner E (1991) A locking nail for fractures of the humerus. J Bone Joint Surg (Br) 73: 651–3

Habernek H, Schmid L, Orthner E (1992) Erste Erfahrungen mit dem Oberarmverriegelungsnagel. Unfallchirurgie 18: 233–237

Hackethal KH (1961) Die Bündel-Nagelung. Springer, Berlin Göttingen Heidelberg

Hahn MP, Bayer-Helms H, Ostermann PA, Muhr G (1996) Indikationen und Ergebnisse der Plattenosteosynthese bei Humerusschaftfrakturen. Osteo Int 4: 246–252

Hall RF Jr, Pankovich AM (1987) Ender nailing of acute fractures of the humerus: a study of closed fixation by intramedullary nails without reaming. J Bone Joint Surg (Am) 69: 558–567

Hayes WC (1980) Basic biomechanics of compression plate fixation. In: Uhthoff HK (ed) Current concepts of internal fixation. Springer, Berlin Heidelberg New York

Healey WL, Jupiter JB, Kristiansen TK, White RR (1987) Nonunion of the proximal humerus. J Orthop Trauma 4: 424–531

Hegelmaier C, von Aprath B (1993) Die Plattenosteosynthese am diaphysären Oberarmschaft. Akt Traumatol 23: 36–42

Heim D, Herkert F, Hess P, Regazzoni P (1993) Surgical treatment of humeral shaft fractures. The Basel experience. J Trauma 35: 226–232

Heim D, Schlegel U, Perren SM (1994) Das intramedulläre Druckverhalten bei aufgebohrter und unaufgebohrter Marknagelung an Femur und Tibia – eine in vitro-Studie an intakten menschlichen Knochen. Injury 24 (Suppl 3): 56–63

Heim D, Regazzoni P, Tsakiris DA, Aebi T, Schlegel U, Marbet GA, Perren SM (1995) Intramedullary nailing and pulmonary embolism: does unreamed nailing prevent embolization? An in vivo study in rabbits. J Trauma 38: 899–906

Heimel R, Okumusoglu H (1979) Über die Bündelnagelung von Schaftfrakturen an der oberen und unteren Extremität: Indikation – Technik – Ergebnisse. Unfallheilkd 82: 206–212

Hempel D (1996) Humerusverriegelungsnagelung mit geradem Nagel. Osteo Int 4: 282–287

Hems TEJ, Bhullar TPS (1996) Interlocking nailing of humeral shaft fractures – the Oxford experience 1991 to 1994. Injury 27: 485–489

Henley MB, Monroe M, Tencer AF (1991) Biomechanical comparison of methods of fixation of a midshaft osteotomy of the humerus. J Orthop Trauma 5: 14–20

Henley MB, Chapman JR, Claudi BF (1992) Closed retrograde Hackethal nail stabilization of humeral shaft fractures. J Orthop Trauma 6: 18–24

Henning F, Link W, Wölfel R (1988) Bündelnagelung – eine Bilanz nach 27 Jahren. Aktuel Traumatol 18: 117–119

Hermichen HG, Pfister U, Weller S (1982) Die Oberarmschaftpseudarthrose. Unfallchirurgie 8: 92–95

Herkert F, Ruflin G (1992) Erfahrungen mit konservativer Therapie bei Humerus-Schaft-Frakturen. Z Unfallchir Vers Med 85: 202–214

Hinsenkamp M, Burny F, Adrianne Y (1984) External fixation of the fracture of the humerus. A review of 164 cases. Orthopaedics 7: 1309–1314

Hoellen IP, Bauer G, Strecker W, Kinzl L (1997) Indikation und Technik der intramedullären Stabilisierung der Humerusschaftfraktur. Akt Traumatol 27: 91–99

Hunter SG (1982) The closed treatment of fractures of the humeral shaft. Clin Orthop 164: 192–198

Ikpeme JO (1994) Intramedullary interlocking nailing for humeral fractures: experiences with the Russell-Taylor humeral nail. Injury 25: 447–455

Ingman AM, Waters DA (1994) Locked intramedullary nailing of humeral shaft fratctures: implant design, surgical techniques and clinical results. J Bone Joint Surg (Br) 76: 23–29

Jensen CH, Hansen D, Jorgensen U (1992) Humeral shaft fractures treated by interlocking nailing: a preliminary report on 16 patients. Injury 23: 234–236

Jupiter JB, (1990) Complex non-union of the humeral diaphysis. J Bone Joint Surg 72 (Am): 701–707

Kamhin M, Michaelson M, Waisbrod H (1978) The use of external skeletal fixation in the treatment of fractures of the humeral shaft. Injury 9: 245–248

Karas EH, Strauss E, Sohail S (1995) Surgical stabilization of humeral shaft fractures due to gunshot wounds. Orthop Clin North Am 26: 65–73

Kayser M, Muhr G, op den Winkel R, Ekkernkamp A (1986) Funktionelle Behandlung der Humerusschaftfraktur nach Sarmiento: Ergebnisse nach 3-jähriger Erfahrung. Unfallchirurg 89: 253–258

Kelsch G, Deffner P, Ulrich C (1997) Die Humerusverriegelungsnagelung nach Seidel – Klinische Ergebnisse nach 100 Anwendungen. Unfallchirurg 100: 111–118

Kempf I, Heckel T, Pidhorz LE, Taglang G, Grosse A (1995) Interlocking nail according to Seidel in recent diaphyseal fractures of the humerus. Review of 41 cases of 48 fractures. Rev Chir Orthop Reparatrice Appar Mot 80: 5–13

Kessler SB, Hallfeldt KK, Perren SM, Schweiberer L (1986) The effects of reaming and intramedullary nailing on fracture healing. Clin Orthop 212: 18–25

Kessler SB, Nast-Kolb D, Brunner U, Wischhöfer E (1996) Marknagelung des Oberarmes als Alternative zur konservativen Therapie und zur Plattenosteosynthese. Orthopäde 25: 216–222

Klein MP, Rahn BA, Frigg R, Kessler S, Perren SM (1990) Reaming versus non-reaming in medullary nailing: interference with cortical circulation of the canine tibia. Arch Orthop Trauma Surg 109: 314–316

Klemm K, Schellmann WD (1972) Dynamische und statische Verriegelung des Marknagels. Unfallheilkunde 75: 568–575

Kocher H, Ledermann M (1980) Sammelergebnisse mit der Bündelnagelung bei Oberarmschaftfrakturen. Helv Acta Chir 47: 93–96

Küntscher G (1940) Die Marknagelung von Knochenbrüchen. Arch Klin Chir 200: 443–455

Küntscher G (1962) Praxis der Marknagelung. Schattauer, Stuttgart

Kuner EH (1995) Die Plattenosteosynthese bei der Humerusschaftfraktur. Chirurg 66: 1085–1091

Kurock W, Ulitzka R, Ritter G (1996) Erfahrungen mit der modifizierten Bündelnagelung bei Frakturen des Humerusschaftes. Osteo Int 4: 253–258

Kwasny O, Maier R, Scharf W (1990) Die operative Versorgung von Humerusschaftfrakturen. Aktuelle Traumatol 20: 87–92

Kwasny O, Maier R (1991) Die Bedeutung von Nervenschäden bei der Oberarmfraktur. Unfallchirurg 94: 461–467

Kwasny O, Maier R, Kutscha-Lissberg F, Scharf W (1992) Vorgehen bei Oberarmschaftfrakturen mit primärem oder sekundärem Radialisschaden. Unfallchirurgie 18: 168–73

Lambotte A (1913) Chirurgie opératoire des fractures. Sociéte franco-belge d'éditions scientifiques, Brüssel

Lentz W (1990) Die Geschichte der Marknagelung. Chirurg 61: 474–480

Lewis G (1997) Mechanical evaluation of humeral interlocking intramedullary nails. Bio Med Mat Engin 7: 149–157

Lin JL, Sheng-Mou H, Yi-Shiong H, Chao EYS (1997) Treatment of humeral shaft fractures by retrograde locked nailing. Clin Orthop 342: 147–155

Lin JL, Inoue N, Valdevit A, Yi-Shiong H, Sheng-Mou H, Chao EYS (1998) Treatment of humeral shaft fractures by retrograde locked nailing. Clin Orthop 351: 203–213

Link W, Henning F (1988) Indikation und Osteosyntheseverfahren bei Humerusschaftfrakturen. Aktuelle Traumatol 18: 120–124

Loomer R, Kokan P (1976) Non-union in fractures of the humeral shaft. Injury 7: 274–278

Machan FG, Vinz H (1993) Die Oberarmschaftfraktur im Kindesalter. Unfallchirurgie 19: 166–174

Mackay I (1984) Closed rush pinning of fractures of the humeral shaft. Injury 16: 178–181

Mandrella B, Abebaw TH, Hersi ON (1997) Defektschußbrüche des Oberarmes und ihre Behandlung unter schwierigen Bedingungen. Unfallchirurg 100: 154–158

Mann KA, Ayers DC, Werner FW, Nicoletta RJ, Fortino MD (1997) Tensile strength of the cement-bone interface depends on the amount of bone interdigitated with PMMA cement. J Biomechanics 30: 339–346

Marty B, Käch K, Candinas D, Friedl HP, Trentz O (1992) Ergebnisse der Marknagelung bei Humerusschaftfrakturen. Helv Chir Acta 59: 681–685

Marty B, Käch K, Friedl HP, Trentz O (1994) Die Marknagelung der Humerusschaftfraktur. Unfallchirurg 97: 424–429

McKee MD, Miranda MA, Riemer BL, Blasier RB, Redmonde BJ, Sims SH, Waddell JP, Jupiter JB (1996) Management of humeral nonunion after the failure of locking intramedullary nails. J Orthop Trauma 10: 492–499

Melcher GA, Metzdorf A, Schlegel U, Ziegler J, Perren SM, Printzen G (1995): Influence of reaming versus nonreaming in intramedullary nailing on local infection rate: Experimental investigation in rabbits. J Trauma 39: 1123–1128

Melcher GA, Hauke C, Perren SM, Printzen G, Schlegel U, Ziegler WJ (1996): Infection after intramedullary nailing: An experimental investigation on rabbits. Injury 27 (Suppl 3): 23–26

Müller ME, Nazarian S, Koch P (1987) Classification AO des fractures. Springer, Berlin Heidelberg New York Tokyo

Müller ME, Allgöwer M, Schneider R, Willenegger H (1992) Manual der Osteosynthese – AO-Technik, 3. Aufl. Springer, Berlin Heidelberg New York Tokyo

Müller-Färber J, Müller K.-H (1997) Die Behandlung der Humerusmetastasen mit der Diaphysenprothese. Akt Traumatol 27: 105–111

Nast-Kolb D, Schweiberer L, Betz A, Wilker D, Habermeyer P (1985) Die operative Versorgung der Humerusschaftfraktur. Unfallchirurg 88: 500–504

Nast-Kolb D, Schweiberer L (1989) Wandel und Fortschritt in der Frakturenbehandlung des Oberarmschaftes. Orthopäde 18: 208–213

Nast-Kolb D, Knoefel WT, Schweiberer L (1991) Die Behandlung der Oberarmschaftfraktur. Ergebnisse einer prospektiven AO-Sammelstudie. Unfallchirurg 94: 447–454

Nast-Kolb D, Ruchholtz S, Schweiberer L (1997) Indikation und Technik der konservativen Behandlung der Humerusschaftfraktur. Akt Traumatol 27: 80–85

Nast-Kolb D, Ruchholtz S, Schweiberer L (1997) Die Bedeutung der Radialisparese für die Wahl des Behandlungsverfahrens der Humerusschaftfraktur. Akt Traumatol 27: 100–104

Nonnemann HC (1990) Verfahrenswahl bei Küntscher-Nagelung. Rückblick – aktueller Stand – Ausblick. Chirurg 61: 422–425

Nonnemann HC (1995) Welche Bedeutung hat der Marknagel nach Küntscher heute? Osteo Int 3: 148–151

Nordin M, Frankel VH (1980) Biomechanics of whole bones and bone tissue. In: Frankel VH, Nordin M (eds) Basic biomechanics of the skeletal system. Lea & Febiger, Philadelphia

Pape HC, Dwenger A, Regel G, Schweitzer G, Krumm K, Jonas M, Remmers D, Neumann C, Sturm JA (1992) Pulmonary damage due to intramedullary nailing in severe trauma in sheep – is there an effect from different nailing methods? J Trauma 33: 1–9

Pape HC, Regel G, Dwenger A, Krumm K, Schweitzer G, Krettek C, Sturm JA, Tscherne H (1993) Influence of different methods of intramedullary femoral nailing on lung function in patients with multiple trauma. J Trauma 34: 709–716

Patzakis MJ, Wilkind J, Wiss DA (1986) Infection following intramedullary nailing of long bones. Clin Orth Rel Res 212: 182–191

Perren SM (1989) The biomechanics and biology of internal fixation using plates and nails. Orthopedics 12: 21–34

Perren SM (1995) Biomechanische Reaktionen des Knochens auf intra- und extramedulläre Kraftträger: die Bedeutung des Implantatkontaktes. Orthopäde 24: 402–408

Pietu G, Letenneur J, Bourgade M (1994) Le clou huméral de Seidel dans les indications limites: fractures pathologiques, retards de consolidation, pseudarthroses et reconstructions. Acta Orthop Belg 60: 187–193

Pollock FH, Drake D, Bovill EG, Day L, Trafton PG (1981) Treatment of radial neuropathy associated with fractures of the humerus. J Bone Joint Surg 63 (Am): 239–243

Pritchett JW (1985) Delayed union of humeral shaft fractures treated by closed flexible intramedullary nailing. J Bone Joint Surg (Br): 715–718

Raschke M, Khodadadyan C, Maitino PD, Südkamp NP (1998) Nonunion of the humerus following intramedullary nailing treated by Ilizarov hybrid fixation. J Orthop Trauma 12: 138–141

Redmond BJ, Biermann JS, Blasier RB (1996) Interlocking intramedullary nailing of pathological fractures of the shaft of the humerus. J Bone Joint Surg (Am) 78: 891–896

Rho JY, Hobatho MC, Ashman RB (1995) Relations of mechanical properties to density and CT numbers in human bone. Med Eng Phys 17: 347–355

Riemer BL, Butterfield SL, D'Ambrosia R, Kellam J (1991) Seidel intramedullary nailing of humeral diaphyseal fractures: a preliminary report. Orthopedics 14: 239–246

Riemer BL, D'Ambrosia R (1992) The risk of injury to the axillary nerve, artery, and vein from proximal locking screws of humeral intramedullary nails. Orthopedics 15: 697–699

Riemer BL, Foglesong ME, Burke CJ, Butterfield SL (1994) Complications of Seidel intramedullary nailing of narrow diameter humeral diaphyseal fractures. Orthopedics 17: 19–29

Riemer B (1996) Intramedullary nailing of the humerus. In: Browner B (ed) The science and practice of intramedullary nailing. William & Wilkins, Baltimore

Ritter G, Biegler M, Ahlers J (1987) Frakturheilung unter den besonderen Bedingungen einer hochstabilen Osteosynthese mit einem neuartigen Kompressionsverriegelungsmarknagel. Hefte Unfallheilkd 189: 1197–1201

Ritter G (1989) Biomechanische Voraussetzungen für die Kompressionsosteosynthesen mit dem neuen AO-Universal-Marknagel. Hefte Unfallheilkd 207: 304–307

Robinson CM, Bell KM, Court-Brown CM, McQueen MM (1992) Locked nailing of humeral shaft fractures: experience in Edinburgh over a two-year period. J Bone Joint Surg (Br) 74: 558–562

Rodriguez-Merchan EC (1995) Hackethal nailing in closed transverse humeral shaft fractures after failed manipulation. Int Orthop 20: 134–136

Rommens PM, Vansteenkiste F, Stappaerts KH, Broos PL (1989) Indikationen, Gefahren und Ergebnisse der operativen Behandlung von Oberarmfrakturen. Unfallchirurg 92: 565–570

Rommens PM, Verbruggen J, Broos PL (1995a) Retrograde locked nailing of humeral shaft fractures. A review of 39 patients. J Bone Joint Surg (Br) 77: 84–89

Rommens PM, Verbruggen J, Broos PL (1995b) Retrograde Verriegelungsnagelung der Humerusschaftfraktur. Eine klinische Studie. Unfallchirurg 98: 133–138

Rommens PM, Blum J, Janzing H (1996a) Retrograde Nagelungen bei Oberarmfrakturen In: Gahr RH, Krämer H (Hrsg) Die Markraumosteosynthese. Wachholtz, Neumünster, S 46–55

Rommens PM, Janzing H, Blum J (1996b) Die retrograde Verriegelungsnagelung der Humerusfraktur: eine kritische Analyse von 100 Fällen. Osteosynthese Int 4: 275–281

Rommens PM, Blum J, Runkel M (1998a) Retrograde nailing of humeral shaft fractures. Clin Orthop 350: 26–39

Rommens PM, Blum J (1998b) Retrograde nailing of fresh and pathologic humeral shaft fractures with a new unreamed humeral nail (UHN). Techniques in Orthopaedics 13: 51–60

Rommens PM, Blum J (1999a) Die retrograde Verriegelungsmarknagelung von Humerusschaftfrakturen mit dem unaufgebohrten Humerusnagel. Operat Orthop Traumatol 11:268–277

Rommens PM, Blum J, Runkel M, Degreif J (1999b) Interlocked nailing of humeral shaft fractures with the Unreamed Humeral Nail (UHN). Injury 30:S–C64–S–C73

Rosen H (1990) The treatment of nonunions and pseudarthroses of the humeral shaft. Orthop Clin North Am 21: 725–742

Ruf W, Pauly E (1993) Zur Problematik der Humerusverriegelungsnagelung. Unfallchirurg 96: 323–328

Runkel M, Wenda K, Ritter G, Rahn B, Perren SM (1994a) Knochenheilung nach unaufgebohrter Marknagelung. Unfallchirurg 97: 1–7

Runkel M, Wenda K, Ritter G (1994b) Knochenumbau nach aufgebohrter und unaufgebohrter Marknagelung – Eine histomorphometrische Studie. Unfallchirurg 97: 385–390

Runkel M, Wenda K, Degreif J, Blum J (1996) Ergebnisse nach primärer ungebohrter Tibianagelung von Unterschenkelfrakturen mit schwerem offenem oder geschlossenem Weichteilschaden. Unfallchirurg 99: 771–777

Rush J (1987) Closed nailing of the humerus: from down under. Aust N Z J Surg 57: 723–725

Sarmiento A, Kinman PB, Galvin EG, Schmitt RH, Phillips JG (1977) Functional bracing of fractures of the shaft of the humerus. J Bone Joint Surg 59 (Am): 596–601

Sarmiento A, Latta LL (1981) Closed functional treatment of fractures. Springer, Berlin Heidelberg New York

Sarmiento A, Latta LL, Tarr RR (1984) The effects of function in fracture healing and stability. Instr Course Lect 33: 83–106

Schandelmaier P, Krettek C, Tscherne H (1996) Biomechanical study of nine different tibia locking nails. J Orthop Trauma 10: 37–44

Schatzker J (1996) Fractures of the Humerus (12-A, B and C). In: Schatzker J, Tile M (1996) The rationale of operative fracture care, 2nd edn. Springer, Berlin Heidelberg New York Tokyo

Schopfer A, Hearn TC, Malisano L, Powell JN, Kellam JF (1994) Comparison of torsional strength of humeral intramedullary nailing: a cadaveric study. J Orthop Trauma 8: 414–421

Schratz W, Wörsdörfer O, Klöckner C, Götzke C (1998) Behandlung der Oberarmschaftfraktur mit intramedullären Verfahren (Seidel-Nagel, Marchetti-Vicenzi-Nagel, Prevot-Pins). Unfallchirurg 101: 12–17

Schwarz N, Posch E (1995) Seidel interlocking nailing for healing problems in humeral shaft fractures. Injury 26: 13–15

Schweikert DH, Müller W (1975) Pathologische Frakturen und ihre Behandlung. Mschr Unfallheilkd 79: 232–241

Seeger T, Iqbal M, Laminger K (1995) Erfahrungen mit dem Oberarmverriegelungsnagel. Akt Traumatol 25: 143–147

Seidel H (1989) Humeral locking nail: a preliminary report. Orthopedics 12: 219–226

Seidel H (1991) Verriegelungsnagelung des Humerus. Operat Orthop Traumatol 3:156–168

Seidel H (1993) The humeral locking nail. Osteo Int 1: 46–52

Siebert CH, Heinz BC, Höfler H.-R, Hansis M (1996) Plattenosteosynthetische Versorgung von Humerusschaftfrakturen. Unfallchirurg 99: 106–111

Sonneveld GJ, Patka P, van Mourik JC, Broere G (1987) Treatment of fractures of the shaft of the humerus accompanied by paralysis of the radial nerve. Injury 18: 404–406

Stern PJ, Mattingly DA, Pomeroy DL, Zenni EJ Jr, Kreig JK (1984) Intramedullary fixation of humeral shaft fractures. J Bone Joint Surg (Am) 66: 639–646

Stürmer KM, Schuchardt W (1979) Intramedullare Druckentwicklung und ihre Folgen bei der Marknagel-Osteosynthese. Chir Forum Exp Klin Forsch Xx: 207–211

Stürmer KM (1994) Intramedulläre Druckmessung im Tierexperiment und Vorschläge zur Reduzierung des Druckanstieges. Injury 24 (Suppl 3): 7–21

Tencer AF, Johnson KD, Kyle RF, Fu FH (1993) Biomechanics of fractures and fracture fixation. Instr Course Lect 42: 19–55

Tscherne H, Oestern HJ (1982) Die Klassifizierung des Weichteilschadens bei offenen und geschlossenen Frakturen. Unfallheilkunde 85: 111–116

Tscherne H (1972) Primäre Behandlung der Oberarmfrakturen. Langenbecks Arch Chir 332: 379–384

Tytherleigh-Strong G, Walls N, McQueen MM (1998) The epidemiology of humeral shaft fractures. J Bone Surg 80-B: 249–253

Van der Griend RA, Ward EF, Tomasin J (1985) Closed Kuntscher nailing of humeral shaft fractures. J Trauma 25: 1167–1169

Van der Griend R, Tomasin J, Ward EF (1986) Open reduction and internal fixation of humeral shaft fractures. Results using AO plating techniques. J Bone Joint Surg (Am) 68: 430–433

Vansteenkiste FP, Rommens PM, Broos PLO (1989) Is een nervus radialis paralyse bij een humerus schaft fractuur een indicatie tot operatie? Acta Chir Belg 89: 215–220

Varley GW (1995) The Seidel locking humeral nail: the Nottingham experience. Injury 26: 155–157

Vécsei N (1994) Kritische Analyse der Verriegelungsnagelung zur Behandlung von Oberarmschaftfrakturen. Wien Klin Wochenschr 106: 397–400

Vécsei N, Kwasny O, Maier R (1996) Stellenwert der Versorgung von Oberarmschaftfrakturen mit dem Verriegelungsnagel nach Seidel. Osteo Int 4: 259–269

Von Laer L (1996) Frakturen und Luxationen im Wachstumsalter. Thieme, Stuttgart

Wälti C (1995) UHN – Inverstigation report 4194. Robert Mathys Foundation, Bettlach (Schweiz), pp 1–4

Waite AM, Zimmerman MC, Tovey J, Oppenheim W, Parsons JR (1991) A biomechanical analysis of humeral fracture fixation with a new intramedullary device. In: Spilker RL (Hrsg) Biomechanics Symposium AMD, vol 120. American Society of Mechanical Engineers, New York, pp 26–28

Wallny T, Westermann K, Sagebiel C, Reimer M, Wagner UA (1997) Functional treatment of humeral shaft fractures: indications and results. J Orthop Trauma 11: 283–287

Ward EF, White JL (1989) Interlocked intramedullary nailing of the humerus. Orthopedics 12: 135–141

Weise K, Weller S, Ochs U (1993) Verfahrenswechsel nach primärer Fixateur-externe-Osteosynthese beim polytraumatisierten Patienten. Akt Traumatologie 23: 149–168

Weller S, Kuner E, Schweikert C (1979) Medullary nailing according to Swiss study group principles. Clin Orthop 138: 45–55

Weller S (1981) Biomechanische Prinzipien in der operativen Knochenbruchbehandlung. Akt Traumat 11: 195–202

Weller S (1984) Die Marknagelung, eine instabile, aber belastbare Osteosynthese. Akt Traumat 14: 146–150

Weller S (1995) Die „biologische Osteosynthese". Ein unfallchirurgischer Modetrend oder wichtiger operationstechnischer Aspekt? Chirurg 66 (Suppl): 53–56

Wenda K, Ritter G, Degreif J (1988) Zur Genese pulmonaler Komplikationen nach Marknagelung. Unfallchirurg 91: 432–435

Wisniewski TF, Radziejowski MJ (1996) Gunshot fractures of the humeral shaft treated with external fixation. J Orthop Trauma 10: 273–278

Wright TM, Hayes WC (1977): Fracture mechanics parameters for compact bone – effects of density and specimen thickness. J Biomech 10: 419–430

Wright TM, Burstein AH (1990) Musculoskeletal biomechanics. In: Evarts CM (ed) Surgery of the musculoskeletal system. Churchill Livingstone, New York

Wu CC (1996) Humeral shaft nonunion treated by a Seidel interlocking nail with a supplementary staple. Clin Orthop 326: 203–208

Zagorski JB, Latta LL, Zych GA, Finnieston AR (1988) Diaphyseal fractures of the humerus. Treatment with prefabricated braces. J Bone Joint Surg (Am) 70: 607–610

Zimmerman MC, Waite M, Deehan M, Tovey J, Oppenheim W (1994) A biomechanical analysis of four humeral fracture fixation systems. J Orthop Trauma 8: 233–239

Zinman C, Norman D, Hamoud K, Reis ND (1997) External fixation for severe open fractures of the humerus caused by missiles. J Orthop Trauma 11: 536–539

Sachverzeichnis

ANOVA (Varianzanalyse)   72
antegrader Zugang   6, 35, 91, 94
AO-Frakturklassifikation   31
AO-Platte   100
AO-Stahlrohrmarknägel   25
Arbeitsgemeinschaft für Osteosynthesefragen
   (AO)   1, 46
Auslenkungswinkel   22
Axialbelastung   16
axiale
– Druckbelastung   17
– Festigkeit   18
– Steifigkeit   18
– Zugbelastung   17

Biegebelastung   18
Biegefestigkeit   21
Biegemoment   19, 58
Biegemoment-Deformationskurve   22
Biegesteifigkeit   19, 21, 104
Biegung
– Drei-Punkte-Biegung   19, 20, 99
– Vier-Punkte-Biegung   19, 20, 21, 58, 70, 100, 104
biologische Osteosynthese   2, 89, 92
Biomet-Humerusnagel   97
Bohrführung, proximale   44
Bolzenkopfdurchmesser   41
Bündelnagelung   90

Computertomograph   46

DC-Platte   3, 90, 104
Dehnung   13
Dehnungsmessstreifen   58
densiometrische Untersuchung   47
Diaphysenprothese   97
Dissektion   88
Drehmoment   22, 60
Drehmoment-Torsionskurve   22
Drehwinkel   60
Drei-Punkte-Biegung (s. Biegung)
Druckbelastung, axiale   17
Druckspannung   17
dynamische Kompressionsplatte   27
Edelstahl   15
elastische Markraumschienung   90

elastische Verklemmung 1
Elastizitätsmodul   14, 104
Ender-Nagel   27, 28, 67, 90, 104

Fettembolie 2
Finite-Elemente   19
Fissuren   69
Fixateur externe   3, 88, 89
Flächenträgheitsmoment   16
Frakturheilung   90

Gleitung   16
Große-Kempf-Tibianagel 7

Hackethal-Nagel   27, 67, 90, 104

Implantatentfernung   54
Insertionsloch   36, 41, 51, 66, 95, 103, 107
interfragmentäre Kompression   8, 11, 36, 50, 106
Intrafix-Nagel   27

Kallusbildung   90
Knochendensiometrie   46
Knochengewebe   15
Knochenheilungsprobleme   32
Knochenheilungsstörung   34
Knochenquerschnittsdichte   46
Kompression   17, 65, 97
– interfragmentäre (s. interfragmentäre Kom-
   pression)
Kompressionsfraktur   17
Kompressionsgerät   11, 32, 35, 42, 45, 50, 53, 65,
   95, 98, 106
Kompressionsplatte
– dynamische   27
– Low-contact-Kompressionsplatte   28
Kompressionsverbindungsschraube   42
Kompressionszusatz   42
konservatives Verfahren   2, 87, 98
kortikaler Index   46
Kraft   12
Krallennagel   28, 88, 100
Küntscher, Gerhard   1
Küntscher-Nagelung   91

Lagerung   49
Lagerungsmanöver   34

Lambotte 1
Last-Deformationskurve 22
LC-DC-Platte 88
Leerlauf 23
linearer Bereich 22
Low-contact-Kompressionsplatte 28

M. biceps 87
M. coracobrachialis 87
M. deltoideus 87
M. latissimus dorsi 87
M. pectoralis major 87
M. teres major 87
M. triceps 87
Marchetti-Nagel 7, 91
Markraumbohrer 1
Markraumschiener 4
Markraumschienung, elastische 90
Massenträgheitsmoment 13
Materialtestmaschine 57
Metastasen 96
Mikrobewegung 106
Mitschaft-Osteotomie 27
Moment 12
Monachia-Nagel 7, 91

N. axilaris 53
N. radialis 3, 29, 31, 34, 48, 88, 95
Nagelinsertion, Technik der 48
Nagelmontage 50
Nagelwanderung 1, 6
Nagelverriegelung 1
Nervenläsion 34
Normalspannung 14

Orthofix-Nagel 28, 93
Osteosynthesefragen, Arbeitsgemeinschaft für (AO) 1, 46
Osteosynthese, biologische 2, 89, 92
Osteotomie 62, 99
– Mitschaft-Osteotomie 27
– Querosteotomie 99
Osteotomiespalt 64

palliative Therapie 96
pathologische Fraktur 96
Plattenosteosynthese 3, 32, 88, 100
Polymethylmethacrylat (PMMA) 15, 55, 57, 65, 69, 100
Prevot-Nagelung 98
proximale Bohrführung 44
Pseudarthrose 3, 29, 87, 91, 97, 106

Querfraktur 62, 87
Querosteotomie 99

retrograde Nagelung 48, 93
retrograder Zugang 5, 35, 48, 94
Rotationsbelastung 88
Rotationsbewegung 54
Rotationsinstabilität 98
Rotationsstabilität 1, 6, 106

Rush-Pins 90
Russell-Taylor-Nagel 6, 26, 27, 43, 94, 100

Schaftfraktur, offene 2
Schubmodul 15
Schubspannung (s. Spannung)
Seidel-Nagel 4, 5, 27, 88, 90, 100, 104
Spannung 13
– Normalspannung 14
– Schubspannung 14, 16
Spongiosatransplantation 32
Spreizmechanismus 5
Spreizschraube 91
stabilisierter Zustand 23

t-Test 72
Technik der Nagelinsertion 48
Titanlegierung 15
Torsion 21
Torsionsbelastung 21
Torsionsmoment 21, 22, 104
Torsionsprüfmaschine 25, 60
Torsionsprüfung 25
Torsionsstabilität 36, 90
Torsionssteifigkeit 22, 23, 92, 100, 104
Torsionswiderstände 23
Torsionswinkel 61
True-Flex-Humerusnagel 27, 91, 93, 100

UHN-Prototypen 8
unaufgebohrte Technik 37
unaufgebohrter Humerusnagel (UHN) 7, 25, 29, 36, 37
Uniflex-Humerusnagel 27

Varianzanalyse (ANOVA) 72
Verbindungsschraube 41, 50
Verformung 14
Verklemmung, elastische 1
Verriegelung in Freihandtechnik 30
Verriegelung, distale 52
Verriegelungsbolzen 38, 40
Verriegelungsmöglichkeiten 39
Verriegelungsnagelung, retrograde 48
Verriegelungsschraube 44
Verschlussschraube 39, 42, 45, 54
Vier-Punkte-Biegung (s. Biegung)
Vorlast 70
Vorversuche 68

Wachstumsfugen 98
Wilcoxon-Test 72
Winkelbeschleunigung 13
Winkelgeschwindigkeit 13

Zielbügel 41, 44, 50
Zugang
– antegrader 6, 35, 91, 94
– retrograder 5, 35, 48, 94
Zug- und Druckprüfmaschine 56
Zugbelastung, axiale 17
Zugfestigkeit 15
Zugspannung 17

Druck (Computer to Film): Saladruck, Berlin
Verarbeitung: H. Stürtz AG, Würzburg